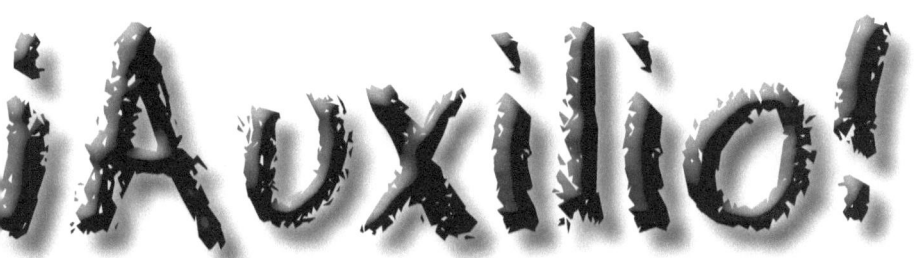

¡Auxilio!

mi hijo siempre está enfermo

Descubre si tu hijo tiene alergia a alimentos

María Alejandra González

Primera edición: Octubre 2009

Segunda edición: Junio 2012

Derechos Reservados

© 2009, María Alejandra González

© 2012 , María Alejandra González

Segunda edición

Se terminó de imprimir Mayo 2012

ISBN-13: 978-1477430880

A mi esposo y mis hijos

ÍNDICE

AGRADECIMIENTOS

A mis padres, y toda mi gran familia por su amor incondicional y por todas sus enseñanzas.

A mi familia política por su apoyo constante y por hacerme parte de ellos.

A Mónica e Imelda por sus consejos y aportaciones para este libro.

Al doctor Gerardo Velázquez por su valiosa aportación.

.
A todas las familias por compartirnos sus valiosas experiencias y por su confianza.

A todos los médicos que se atreven a ver mas allá.

A Lula por ayudarme a darme cuenta.

A Vicky por su asesoría.

A Felipe y Víctor por sus aportaciones y recomendaciones literarias.

A La Sociedad comunicación y publicidad por la portada y su valiosa asesoría.

A todos los que me han apoyado para la realización de este proyecto, por sus palabras y su fe.

INTRODUCCIÓN

Decidí escribir este libro porque no podría quedarme callada con todo lo que he descubierto en los últimos años. También ha sido un desahogo ante la impotencia y la frustración ante la falta de apoyo. Estoy segura que entre más personas conozcan sobre alergia a alimentos, cuáles son sus síntomas y qué medidas se deben tomar, muchas familias se verán beneficiadas.

No soy doctora ni nutrióloga, soy la madre de niños alérgicos que por mucho tiempo no supo qué le pasaba a sus hijos, ni cómo ayudarlos. Deseo compartir nuestra historia, junto con la de otras familias con niños alérgicos, con el deseo de ayudar a que más niños reciban un diagnóstico adecuado y esto les permita mejorar su calidad de vida.

Hace unos años me encontré sola, enojada, agotada, con niños enfermos todo el tiempo y sin un diagnóstico. Fue otra familia que, con su testimonio, me dio una pista para investigar si mis hijos podrían mejorar al evaluar si sus enfermedades estaban relacionadas con los alimentos que consumían. Creo que las experiencias de otros son muy enriquecedoras y nos pueden ayudar en nuestra búsqueda de describir un cuadro clínico integral, con todos los síntomas, no de manera aislada. Esta práctica nos puede dar ideas para explorar la posibilidad de que nuestro niño pertenezca al grupo de personas cuyos cuerpos reaccionan exageradamente a un alimento, como si se tratara de una bacteria o de un virus, y que, por lo tanto, enferman constantemente y sus sistemas se debilitan hasta provocar enfermedades crónicas.

En la mayoría de los casos, los médicos se enfocan sólo en los síntomas, que en estos casos son muy variados y particulares y van desde diarrea, vómito, rinitis, hasta gripas frecuentes, por mencionar sólo algunos, y que además varían de persona a persona. Mi recorrido con médicos fue largo, frustrante y difícil, ya que a pesar de intentar con diversos tratamientos y de visitar médicos de diversas especialidades, no obtenía resultados favorables, las cosas sólo empeoraban. Mis hijos presentaban síntomas diversos que los especialistas relacionaban con una sola causa, y eran tratados con medicamentos para tratar únicamente el síntoma. Esto, aunado a fiebres frecuentes, provocaba que estuvieran débiles, bajos de peso y con las defensas bajas.

Por su difícil diagnóstico, hay muchos niños enfermos, y también adultos, para quienes estos síntomas se han convertido en padecimientos crónicos y han tenido que vivir con ellos, tomando medicamentos que los ayudan a superar las crisis, acostumbrados a sentirse mal la mayor parte del tiempo. Yo me incluía en ese grupo.

En esta búsqueda, me di cuenta de que nos hemos olvidado de nuestra intuición: como madres intuimos que algo no está bien, que el médico no ha acertado en su diagnóstico, que la medicina le cayó mal, o que tal vez deberíamos consultar a otro médico. Pero muchas veces no nos escuchamos y hay que recordar que, como padres, somos quienes mejor conocemos a nuestros niños y sabemos lo que es normal y lo que no, lo que come, cuanto duerme, cómo es su comportamiento, de manera que podemos sospechar que algo anda mal.

Es mi sueño, también, que este libro constituya un apoyo para quienes actualmente conviven con las alergias, y se encuentran en una búsqueda constante de nuevas opciones alimenticias. Adicionalmente, quiero informar a aquellos que desconocen sobre este tema, para que comprendan y respeten cuando una persona padece estas alteraciones y debe seguir una dieta especial, con el entendimiento de que no todos toleramos los alimentos de la misma manera, y que, lo que para unos es delicioso y nutritivo, para otros puede ser dañino.

En los últimos años, he conocido a otras familias en la misma situación y hemos intercambiado ideas, sugerencias y recomendaciones para hacer esta vivencia más llevadera. También he encontrado solidaridad y comprensión, así como agradecimiento por parte de muchas personas.

La falta de información para lograr el diagnóstico adecuado sobre este tema es uno de los principales problemas y obstáculos. Este libro aborda este tema desde un punto de vista práctico, sencillo y concreto, para facilitar la toma de decisiones respecto al cuidado de nuestra salud.

¿Tu hijo tiene gripa durante todo el año? ¿Tose constantemente? ¿Tu hijo suele estar estreñido? ¿Presenta trastornos en sus hábitos de sueño? ¿Padece diarreas inexplicables? ¿Se queja de dolores de estómago recurrentes? ¿Tu hijo se encuentra por debajo del peso y talla promedio de los niños de su edad? ¿Has consultado con diversos médicos y, a pesar de seguir el tratamiento, tu hijo sigue enfermo? Si la respuesta es afirmativa, continúa leyendo y descubre la respuesta a la mayor de todas las preguntas: ¿qué hacer al respecto?

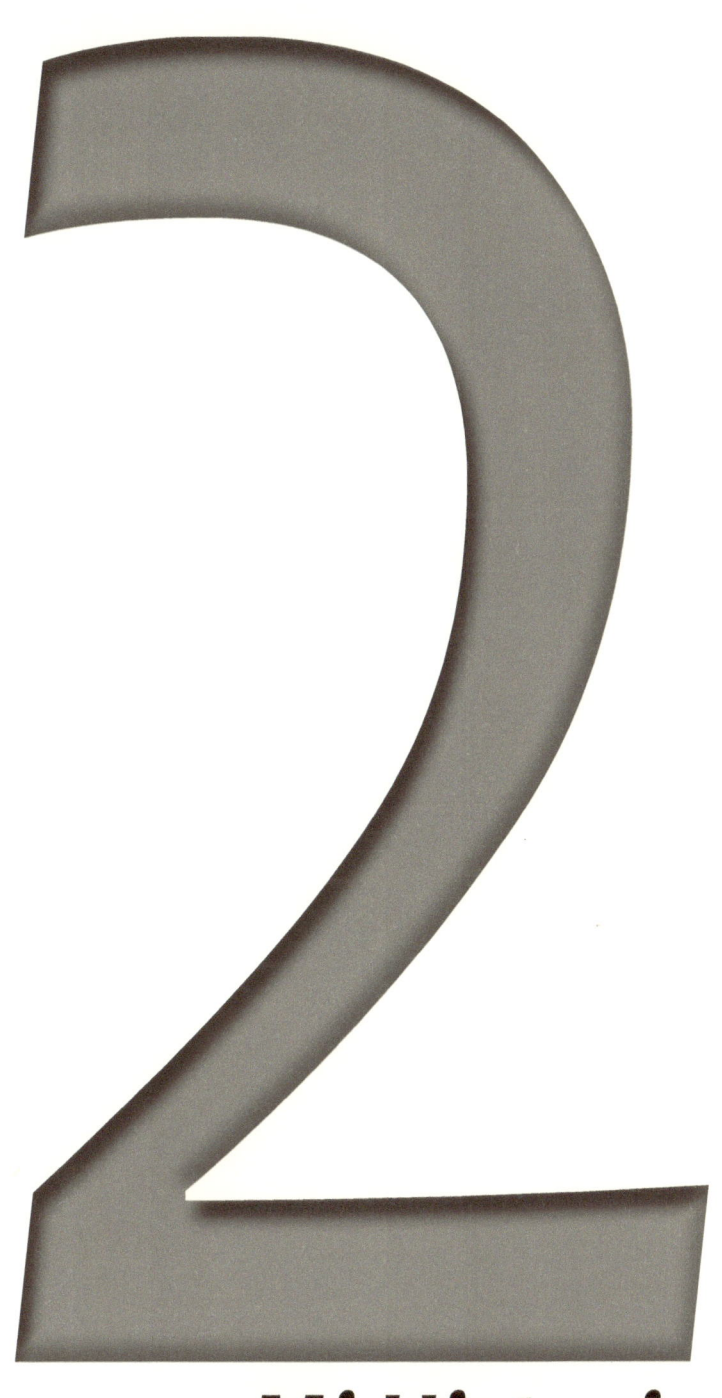

2

Mi Historia

a. Costumbres

Provengo de una familia de nueve hijos, tres de mis hermanos padecieron alergias severas durante toda su niñez. Era principios de los ochenta, y lo que se recomendaba a las personas con este padecimiento eran largas temporadas de vacunas, las cuales se aplicaban en el brazo, una o dos veces por semana. Mi hermano Pedro además desarrolló asma y, durante su infancia, sufrió varios ataques importantes que requirieron de hospitalización. La palabra alergia era un término familiar para mí desde que era niña.

De los veintitrés nietos en mi familia, al 45% se le ha diagnosticado algún padecimiento relacionado con alergias. Algunos tuvieron que someterse a operaciones de adenoides e inserción de tubos de ventilación en los oídos, otros fueron hospitalizados por trastornos gastrointestinales severos, pero sólo a los siete más jóvenes se les diagnosticó correctamente: el malestar era provocado por algún alimento. A esta historia familiar nunca le di mucha importancia, hasta ahora, que encuentro un común denominador: la genética y un alimento, un detonador del malestar.

Yo crecí observando una dieta rica en lácteos; eran básicos para mí la leche, el queso y el yogur, sin olvidar el helado. Comía de todo y en general me consideraba sana, aunque con algunos trastornos digestivos que creía que eran hereditarios o debido al estrés, ahora sé qué los causaba en realidad.

b. Comienza la batalla

b.1 El lado físico

Fue con Ale, mi hija mayor, con quien comencé este camino. Fue una bebé muy sana; la alimenté con leche materna por nueve meses. La introducción de alimentos sólidos fue tal como la indicó el pediatra. No toleró la leche de fórmula o maternizada, ya que le provocaba estreñimiento y malestar estomacal, por lo que, después del destete, la alimenté con leche de soya, y ella la toleró sin problemas. Era una niña muy sana, hasta que cumplió dos años de edad. En enero de 2003, Ale comenzó a asistir al colegio maternal, al mismo tiempo empezó a enfermarse frecuentemente; entonces se desató una batalla contra una enfermedad invisible y aparentemente indetectable. La niña se enfermaba dos veces al mes, a veces sólo eran episodios de fiebre que duraban de cuarenta y ocho a setenta y dos horas y así como iniciaban, desaparecían. El doctor "X", su pediatra, le recetaba medicamentos para la fiebre, como paracetamol o ibunoprofeno, pero con frecuencia había complicaciones con enfermedades respiratorias. Tenía tos constantemente. Mi esposo y yo pasamos muchas noches sin dormir, pues nos turnábamos para cuidarla porque los accesos de tos eran muy intensos y frecuentes, no pasaba tres minutos sin toser, así que le dábamos agua, medicinas, supositorios, incluso una noche mi esposo la sentó a su lado para que durmiera en esa posición, y aún así paso toda la noche tosiendo cada tres minutos. En busca de opciones que le calmaran la tos, recurrí a la pomada de tomillo, spray de eucalipto y cuanto remedio casero me recomendaban para intentar aliviarla un poco, desesperados probamos muchas cosas. Los mocos no paraban, todo el tiempo tenía escurrimientos nasales y esto muchas veces complicaba el estado de sus vías respiratorias.

Además, había que administrarle antibióticos.

Recuerdo dos episodios de vómito que tuvo y que duraron toda la noche. Me la llevaba a mi cama, yo dormía con una vasija a mi lado porque no alcanzábamos a llegar al baño. La tenía que vigilar pues, a pesar de ya no tener nada en el estómago, seguía vomitando agua y jugos gástricos. Al día siguiente, al llevarla a revisión con su pediatra, quien le mandaba realizar diversos análisis, los resultados eran normales. Parecía no haber explicación para los síntomas.

Ale tenía muy buen apetito, pero permanecía baja de peso. En tres ocasiones la tuve que llevar a la sala de urgencias por vómito y diarrea; al hacerle los análisis que me indicaba el pediatra, los resultados también eran normales. Su diagnóstico, en palabras de los médicos, era "un virus". Le hice exámenes de rotavirus en más de cuatro ocasiones y todos arrojaron conclusiones negativas. Me di cuenta que a mi hija la atacaba "el virus" siempre en el estómago y las vías respiratorias. ¿Qué es lo que pasa? ¿No es nada? No entiendo, vamos con los mejores doctores, estamos intentando muchas opciones y nada mejora, ¡que alguien me ayude por favor! ¿Es acaso lo normal y estamos exagerando por ser papás por primera vez? Lo que era seguro es que no tener buenas noches de sueño no nos estaba llevando a tener días de calidad.

En marzo de 2005, nació mi segundo hijo, Patricio, a quien también alimenté con leche materna. Fue un bebé que sufrió de muchos cólicos. El pediatra le recetó, durante cuatro meses, medicamento para el cólico. Yo, por mi parte, seguía con una dieta rica en lácteos. En ese momento yo sabía que era importante cuidar mi dieta, ya que cualquier sustancia que yo ingería se la pasaba a él por medio de mi leche; pero nunca sospeché que la leche de vaca que yo consumía tenía que ver con sus cólicos. Fue hasta que inicié con la leche de fórmula cuando Patricio comenzó a manifestar también las fiebres regularmente y una rinitis constante, incluso con la leche de soya.

Algo estaba mal: mis dos hijos se enfermaban todo el tiempo. Uno se enfermaba un fin de semana y el otro, al siguiente. Por lo general eran ciclos de tres semanas y les volvía la fiebre inexplicable. Yo despertaba con frecuencia durante la noche para tomarles la temperatura, administrarles medicamentos o bañarlos, además de lidiar con la persistente tos. Mi marido y yo ya nos preguntábamos que tipo de fin de semana iríamos a tener, el de enfermos o el normal.

Los médicos solían recetarles antibióticos; mas sólo pasaban dos semanas y volvían a estar enfermos por fiebre, o por infecciones de oídos o garganta.

Me sentí incomprendida, sola, angustiada, desconcertada. Iba con los mejores médicos, seguía todas las indicaciones médicas, los cuidaba muy bien y ellos sólo empeoraban, sobre todo Ale, que ya para entonces tenía cuatro años. Ella adoraba los lácteos, comía grandes cantidades de todo tipo de quesos, yogures para niños, etc.

Cada vez que iba al pediatra, le pedía alguna explicación de por qué se enfermaban tanto, especialmente ella. Su respuesta era que por asistir a la escuela, ella se contagiaba de algún virus, y que Patricio se contagiaba de su hermana. Yo comprendía que se contagiaran de vez en cuando, como el resto de los niños, pero esto era más que el promedio, no era normal. Llegué a compararlos con los niños de su escuela y era notorio que Ale se enfermaba por lo menos una vez al mes.

En una de las tantas visitas al consultorio del doctor "X", insistí que quería llevarla a que la evaluara un doctor especialista en alergias y, sin mucho interés, aceptó, no obstante, aseguró molesto:

—Pero estoy seguro que no es alergia. Estás equivocada: no sé de dónde sacas esa idea.

Acudí con un especialista muy reconocido en alergias, el doctor "Y", quien le realizó la prueba cutánea de alergias (anexo 2). Dicha prueba consiste en poner sobre la espalda del paciente unas agujas con sustancias como cafeína, fresa, algunos pólenes, entre otras. Si después de un lapso de cinco a diez minutos de exposición sale una roncha, eso indica que el paciente es alérgico a esa sustancia. En el caso de Ale, todo salió negativo, excepto una leve alergia a la cafeína. El doctor "Y" me recomendó quitarle el chocolate y el café (cosa que ella no tomaba), así como un tratamiento con vacunas bacterianas que le ayudarían a mejorar su sistema inmunológico. El tratamiento duró seis meses, y se le aplicó una vacuna por semana durante este tiempo. Después de pagar ese tratamiento tan caro, más los 6 meses de vueltas y consultas, el estado de salud de Ale siguió igual. Me sentí desconcertada, estaba segura de que este especialista tendría las respuestas a todas mis preguntas y, después de seis meses, seguía confundida, sobrellevando las crisis de los niños.

Fue entonces que decidí consultar a otro pediatra conocido de la familia, el doctor "A", y le pedí su opinión. Él me recomendó llevar a Ale con un especialista en inmunología, para que la evaluara y verificara que no padeciera algún trastorno del sistema inmunológico. Acudí de inmediato con la doctora "B", quien solicitó unos exámenes en sangre de todas las inmunoglobulinas para descartar una insuficiencia en su sistema inmunológico que pudiera estar comprometiendo su salud. En silencio, rezaba para que esta especialista por fin me diera alguna explicación lógica, que los estudios que le iban a realizar a mi hija arrojaran alguna respuesta, para así, tratarla y poder ver alguna mejoría en mis hijos. Los resultados de los análisis fueron normales, lo que indica que su sistema inmunológico funcionaba a la perfección. Sinceramente me sorprendí, estaba segura que aparecería algo, alguna pista que me permitiera buscar una respuesta. ¿Ahora adónde iba a ir? ¿Con qué especialista debía consultar? ¿Qué más podría hacer por mis hijos? La doctora "B" sólo me dijo que Ale estaba dentro del rango considerado normal y no me dio recomendaciones adicionales. Yo, que cuidaba y convivía con la niña veinticuatro horas al día, sabía que algo no estaba bien. Sin embargo, en ese momento no tenía idea de qué más hacer para ayudarla y obtener un diagnóstico convincente y definitivo. Visité a un especialista en homeopatía, quien aseguró que me podría ayudar, pero su tratamiento tampoco funcionó.

También estaba el aspecto económico: el pago de honorarios médicos, estudios de laboratorio y tratamientos representaron gastos muy fuertes para mi familia. Mi casa parecía farmacia por la cantidad y variedad de medicinas que se encontraban en ella. La dinámica familiar se veía afectada porque casi siempre había un niño enfermo que cuidar y nuestro estrés solo iba en aumento.

b.2 El lado emocional

Un día, mi hermana me preguntó:

— ¿No será que tú los enfermas? Es que te pones histérica cada vez que los niños están mal. Tal vez tú les transmites tu enojo, tus emociones.

Cada vez que alguno de ellos empezaba con que tenía fiebre, o por el solo hecho de escucharlos toser, me enojaba y me causaba estrés, porque sabía que seguía inmersa en el círculo que parecía no tener fin. Rompía a llorar fácilmente y estaba ansiosa la mayor parte del tiempo.

Otras personas con la idea de apoyarme y darme ánimo me decían:

—Cuando cumpla cinco años, ya no se va a enfermar.

—Así crecen los niños, enfermándose. Ya se le pasará.

— ¿Por qué te preocupas tanto por una gripa?

—Pero si se ve muy bien. Tu hija es tan alegre y simpática.

Pocos sabían de las largas noches sin dormir, los fines de semana encerrados, las fiestas y días de clases a los que faltó, la cantidad de consultas y los recorridos a laboratorios, hospitales y farmacias.

Y después, me invadió la culpa. Siempre me cuestionaba: ¿qué hice mal? ¿No los habré abrigado lo suficiente? ¿Habré olvidado algo de las indicaciones médicas? ¿Cómo se habrá contagiado? Temía que, al estar equivocándome en algo, yo misma ocasionaba sus recaídas. Al ser la responsable de su cuidado, ¿quién más que yo podría ser la culpable?

Principalmente la familia, con todo el amor y la intención de ayudar, me llenaba de recomendaciones como que los tapara bien al salir de bañar, que les pusiera ropa térmica, "¡Pero si es verano!", pensaba yo.

Acudí a terapia psicológica para saber si era yo la del problema, estaba dispuesta a trabajar en mí todo lo que fuera necesario si eso podía ayudar a los niños. Aunque en el fondo, mi sabiduría interior me decía que no era yo. En ese tiempo, yo cursaba mi segundo diplomado de desarrollo humano y hasta ese momento había trabajado mucho conmigo misma, mi pasado y mis cosas sin resolver. Entendía la relación tan estrecha que las madres tenemos con nuestros niños y que somos capaces, en la parte inconsciente, de afectarlos con nuestros asuntos pendientes. Leí varios libros y realicé diversos ejercicios, y aunque esto fue de gran ayuda y desahogo, no curó ni los mocos ni las fiebres de los niños. La culpa me hacía sentir peor: era un peso que cargaba y que me llenaba de angustia y estrés. Estaba muy enojada también con los médicos, habíamos visitado tantos, les habían administrado tantas medicinas a mis hijos y éstos siempre recaían. No era personal, pero es que acudí con diversos especialistas, y la situación seguía igual, no había respuestas, no había resultados. Me sentía exhausta y los niños se debilitaban cada vez más.

Mi esposo se preocupaba mucho: me ayudaba constantemente, cambiaba sábanas y pijamas, metía a los niños a bañar a medianoche, les administraba las medicinas, los acompañaba mientras reconciliaban el sueño. Me hacía sentir que no estaba sola, y que aunque era un momento complicado para la familia, siempre me decía que saldríamos adelante. Su optimismo y esperanza nos mantuvieron fuertes durante esos años.

c.3 El lado de la esperanza

Todavía recuerdo el día de enero de 2006 en que Ángel, un amigo de la familia, llegó a nuestra casa para una reunión de amigos. Teníamos mucho tiempo de no vernos, pero algo lo llevó a platicarnos sobre sus hijos y su nueva dieta. Yo no tenía idea de por qué me contaba todo eso, pero lo escuché con atención.

A su hijo David le diagnosticaron autismo, ya que presentaba algunos de los síntomas de este padecimiento, tales como aislamiento y retraso en el lenguaje. El psiquiatra que consultaron le recetó medicamentos. El chico también presentaba estreñimiento crónico, trastornos del sueño y problemas estomacales. Cuando cumplió cinco años, lo llevaron a consultar con un especialista en nutrición clínica y, quien después de realizarle exámenes en sangre para detección de alergias y de metales pesados, le diagnosticó alergia a alimentos: trigo, lácteos y huevo. Al cambiar su dieta y comenzar con algunos suplementos alimenticios, su mejoría había sido muy favorable. El estreñimiento que padeció desde que era un bebé, desapareció. Le retiraron por completo el medicamento recetado por el psiquiatra y siguió en franca recuperación; estuvo en terapia de lenguaje y, actualmente, David es un niño sano y sigue con su dieta, junto con toda su familia.

Al terminar de escuchar su historia, le pedí los datos de su médico con la corazonada de que tal vez podría ayudarle a mis hijos. Nadie antes me había comentado que los alimentos pudieran comprometer tanto la salud. Nosotros ya habíamos probado todos los medicamentos y vacunas disponibles. Era el momento de probar una nueva teoría.

El doctor "C", médico con especialidad en nutrición clínica, me recibió amablemente. Me hizo muchas preguntas pero sobre todo lo que quería saber era que comíamos. Le expliqué la larga lista de síntomas y enfermedades que presentaban los niños. Su primera indicación fueron cambios en la dieta, consistentes en eliminar por completo la leche y el trigo, al mismo tiempo que solicitó pruebas en sangre para identificar la alergia a alimentos. El estudio incluía una larga lista de noventa alimentos, desde diversos tipos de carnes, frutas y verduras, hasta huevos, nueces y cereales a los cuales se revisaría el nivel de alergia de cada uno.

Recetó también vitaminas y complementos para ayudar a mis hijos a sentirse mejor y reforzar su sistema inmunológico; sin embargo, el gran cambio se notó cuando comenzamos con la dieta. Los resultados de los análisis en sangre me sorprendieron mucho: mi hija resultó padecer una alergia severa al huevo, plátano, y con menor intensidad, al chocolate, nueces, almendras, leche y colorante amarillo. Ella consumía altas cantidades de los alimentos a los que resultó presentar un más alto nivel de alergia en los exámenes. Patricio, por ser más pequeño, y tener poco tiempo comiendo una mayor variedad de alimentos, presentó niveles de alergia más bajos; pero importantes para darme pistas sobre aquellos que le podrían dar problemas, como la leche, los frijoles, el chocolate, las nueces y las almendras.

Así fue como en febrero de 2006, los niños iniciaron una dieta estricta. Llegué a la cocina y retiré de la alacena y del refrigerador todos los alimentos que no podrían comer. Me enfoqué en todo lo que sí podían y me dediqué a prepararles personalmente sus alimentos para saber con precisión lo que estaban comiendo. Comencé a notar muchos cambios, casi de inmediato: desaparecieron la rinitis (mocos o congestión) y la tos crónica. Era un inmenso placer ver que Ale ya no estaba congestionada y que la tos había desaparecido, parecía que se veía una luz de esperanza. Sin embargo, sus fiebres siguieron apareciendo junto con frecuentes infecciones de amígdalas, por lo que fue necesaria la cirugía para extirparlas ese mismo año. Poco después, entré el inicio de la dieta y la operación de las amígdalas, la vida de mi hija cambio, aumentó cinco kilos en un año y no volvió a presentar fiebres, ni vómitos, no más tos, no más congestión nasal. Un día, ella se acercó a mí, viéndome a los ojos y con una tierna sonrisa en su cara me comentó:

—Oye mamá, hace mucho que no me enfermo.

Efectivamente: tenía más de seis meses sin enfermarse.

Recuerdo el verano de 2006, cuando Patricio de quince meses de edad, comenzó a presentar trastornos del sueño; durante tres meses se estuvo despertando todas las noches, como si ya fuera de día; él jugaba, platicaba y tardaba hasta dos horas para lograr volver a dormir. Como ya estaba aplicando la dieta también a él, me había vuelto más observadora y, después de tantas noches sin dormir y analizando qué podría estar alterándolo, pensé en el plátano, ya que en Ale se había registrado muy alto puntaje de alergia a este alimento. Además, conocía el caso de Rebeca, una niña de tres años a quien el plátano ocasionaba problemas de conducta por su alto contenido de litio. A Patricio le encantaba el plátano, por lo que se comía de uno a dos al día. Decidí probar qué pasaba si lo retiraba, y ésa fue la solución. Desde el día que los eliminé de su dieta, Patricio volvió a dormir toda la noche y desaparecieron los plátanos para siempre en mi casa.

En noviembre de 2006, tuvo una recaída por comer ejotes, los cuales son frijoles tiernos, y, en mi ignorancia de esto, aún los incluía en su dieta. Se complicó tanto que tuvo otitis media serosa (infección de oído) por cuatro meses seguidos, durante los que le recetaron diversos antibióticos. Pero, dado que seguía comiendo ejotes, recaía y comenzaba de nuevo, al grado de que, en marzo de 2007, requirió tubos de timpanostomía para aliviarle el líquido acumulado en los oídos, con lo que, además, éstos se ventilaron y curaron por completo.

Mi hijo mejoró de manera importante su lenguaje, que no era muy claro para un niño de su edad, así como su conducta y su sueño. Normalmente Patricio era irritable y por las noches despertaba con frecuencia llorando y pataleando.

Al día de hoy, reconozco cuando comen algo que les hace daño; ya que ambos, de inmediato comienzan con alguna reacción como tos o rinitis. Cuando esto sucede, tengo indicado por mi pediatra, administrarles un medicamento vía oral para la alergia (desloratadina o loratadina), que les ayuda a frenar el proceso alérgico.

Gracias a que las mamás olvidamos fácilmente los momentos de cansancio extremo y estrés, no tengo en mi memoria cuántas veces tuve que llevarlos a consultar en fin de semana, ni por cuánto tiempo tomaron antihistamínicos, ni las noches de mal dormir por ataques de tos o fiebres. El pediatra, el doctor "X", que los veía en aquel entonces, por razones que desconozco y su falta de ética, no me quiso proporcionar los expedientes de mis hijos para refrescar mi memoria al escribir este libro. Me molestaron mucho su actitud, su apatía, sus explicaciones sin sentido de por qué no me los podía entregar. Me dijo que debí haberlos pedido cuando me cambié de pediatra. Para mí, no son razones válidas, y creo que la verdadera razón es que reconoce que no supo manejar el caso.

Notifiqué en su momento que el problema de mis hijos había sido la alergia a alimentos, entre ellos la leche, a lo cual, el doctor "X" me volvió a contestar que no creía que eso hubiese sido la causa de sus frecuentes malestares. El Doctor "Y" sólo guardó silencio.

C. Cambios drásticos

Una vez con los resultados en la mano, y observando detalladamente qué alimentos ingería cada uno de los niños, comenzó una nueva etapa en la vida de nuestra familia. Hicimos una limpia en nuestra alacena y en el refrigerador, dejamos fuera los lácteos (leche, todo tipo de quesos, yogures, crema), trigo (pastas, panes, cereales, tortillas, harinas, galletas), huevo, plátano, chocolates, frijoles, calabacitas, tomates, nueces, almendras, colorantes artificiales y aditivos.

Su dieta era muy sana, a base de pollo, carne, pescado, maíz y arroz, garbanzo, lentejas, habas, frutas y verduras, excepto las mencionadas anteriormente.

Confieso que este régimen fue difícil de llevar a cabo, sobre todo porque, para evitar errores, yo debía preparar todas las comidas para saber exactamente qué estaban comiendo mis hijos. Gran parte del éxito se basó en observar si había síntomas o cambios después de que ingirieron un alimento, para así poder relacionarlo con el que los había causado. Los estudios de sangre que se realizaron para el diagnóstico de los niños, no obstante, no fueron definitivos: sólo demostraron qué alimentos ya habían ocasionado un daño crónico, por lo que tuve que ir descubriendo algunos otros alimentos que todavía les provocaban malestar.

Una práctica que comencé a realizar consistía en revisar con cuidado, si compraba alguna comida ya preparada, los ingredientes para saber si los chicos lo podrían comer. Todavía lo hago, sobre todo porque no toleran los colorantes, conservadores, nueces y almendras contenidos en galletas y cereales.

Cada vez que salía de casa tenía que llevar su comida para asegurarme de que lo que ingerían no les hiciera daño. En casa, todos tratamos de adecuarnos y ser solidarios unos con otros, por lo que mi esposo y yo tampoco comíamos lo que ellos no comían, así les era más fácil.

Nuestros hijos han sido unos grandes maestros para nosotros por su disciplina y autocontrol, han comprendido los grandes beneficios que tenía el seguir el plan, ellos lo entendían y lo respetaban, notaban que se sentían mejor de salud y deseaban seguir así. Pero los que no lo entendían eran las personas a nuestro alrededor, familiares y amigos, quienes cuestionaron muchas veces nuestras indicaciones. No comprendían que la dieta no era un capricho ni una moda, sino que, en verdad, los enfermaban al ofrecerles las comidas fuera de su dieta. La escuela y las fiestas infantiles se convirtieron en un reto, ya que debía llamar antes o llevarles su propia merienda para evitar problemas.

Me sentí sola en el proceso, pero al ver a los niños con una salud más estable, no dudé que estuviera en el camino correcto y que valía la pena el esfuerzo. Siempre conté con el apoyo incondicional de mi esposo, quien me respaldó desde el inicio y que, al notar los cambios en los niños también, comprendió la importancia de la dieta.

Al embarazarme de mi tercer hijo, dejé por completo los lácteos, por recomendación del Doctor "C" con la esperanza de que eso pudiera disminuir las probabilidades de que el bebé fuera alérgico. Durante el embarazo y la lactancia, noté que mejoraba mi salud, se redujo la frecuencia de mi rinitis alérgica, desapareció el flujo vaginal constante, así como las infecciones vaginales, la distensión del intestino y hasta se me quitaron las ojeras. Aun cuando terminé con la lactancia, me di cuenta que me sentía mucho mejor sin los lácteos y que, si por error los comía, me enfermaba terriblemente del estómago o podía terminar con infección respiratoria o vaginal. Mi esposo decidió eliminar los lácteos también y comprobó que desaparecieron sus ojeras, la pequeña tos constante, las gripas recurrentes y el estreñimiento.

Nos volvimos más observadores y notamos cómo algunos otros alimentos nos producían otros síntomas, por ejemplo, la nuez con sangrados al evacuar, y el vinagre y los frijoles con diarrea. Nos dimos cuenta de que vivíamos constantemente con estos síntomas, y que nos habíamos acostumbrado a vivir así. Al hacer un cambio radical en nuestra dieta, pudimos comprobar lo bien que nos sentíamos. Eliminamos algunas cosas y las sustituimos por otras, por ejemplo: un cereal con leche por la mañana, por unas claras de huevo con pechuga de pavo, o unas quesadillas para cenar por una ensalada de atún. Hay alimentos que no regresaron a mi cocina, cereales en caja (contienen muchos colorantes y conservadores), galletas empaquetadas (excepto las más simples, como las saladas y Marías), por supuesto ningún tipo de lácteo (incluyendo el helado, las pizzas, etcétera). Soy, además, muy selectiva en los dulces que les permito comer a los niños, por la cantidad de azúcar y colorantes. Comencé a modificar recetas, a inventar otras y a sustituir unos ingredientes por otros en nuestras recetas favoritas, comprobando que quedaban muy sabrosas y a los niños les encantaba.

Me volví más consciente de lo que comemos, procuro no comprar comidas preparadas o congeladas ni alimentos procesados, para poder identificar con mayor facilidad los ingredientes que contienen. Me acostumbré a leer etiquetas y a preguntar qué contienen los platillos que sirven a cualquier parte que vamos. Algunos amigos comienzan a comprender nuestra nueva forma de comer y, ahora, hasta nos preparan postres con recetas especiales sin lácteos.

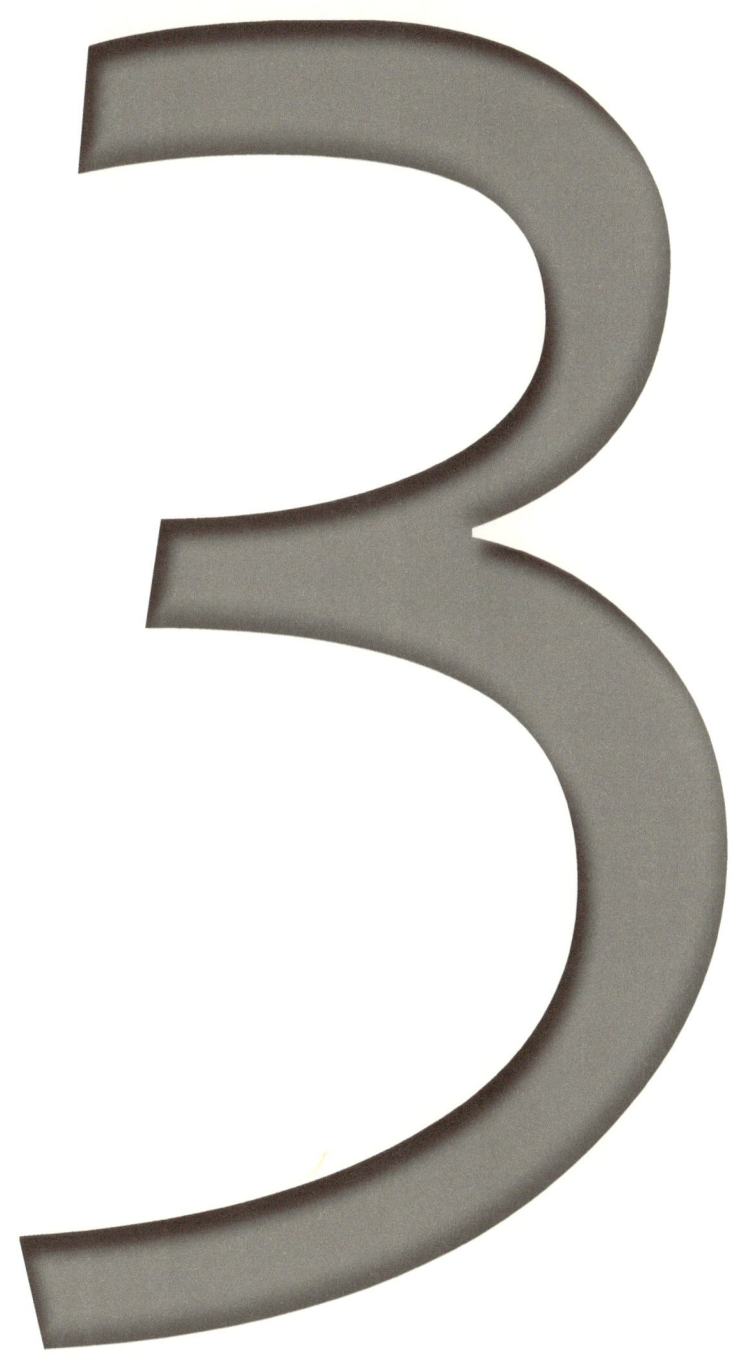

Alergia a Alimentos

a. ¿Qué es? ¿Cuáles son los síntomas?

Me gustaría compartir algo de lo que he aprendido sobre este tema, para saber de lo que estamos hablando, y de esta forma, tener más herramientas para saber qué hacer y con quién acudir.

En los Estados Unidos, más de 12 millones de personas padecen alergia a alimentos, que equivale al cuatro por ciento de la población de ese país. Cerca de 3 millones son niños. La incidencia es mayor en niños menores de tres años (6), En un estudio realizado en la Ciudad de México, de un grupo de 4,742 personas de entre 0 a 98 años de edad, el 42.6% presentaba dos o más síntomas de alergia, 20% de los alérgicos era menor de seis años de edad(17).

La Asociación Mexicana de Pediatría define la alergia a alimentos como "una reacción inmunitaria que resulta del consumo de un alimento". En tanto la intolerancia a alimentos es "la respuesta anormal a comida o aditivo alimentario que ocurre en algunos individuos, en la que no se ha demostrado un mecanismo inmunitario" (1). Además Kathleen Mahan, agrega que, para que exista una reacción alérgica a un alimento, las vías gastrointestinales necesitan absorber proteínas u otras grandes moléculas de alimentos que interactúen con el sistema de inmunidad y generen respuesta. En situaciones normales, las vías y el sistema mencionado, oponen una barrera que impide la absorción de casi todas las proteínas intactas. Al ser transgredida dicha barrera, puede surgir sensibilización alérgica y la re exposición desencadena una reacción alérgica (2). Mahan continúa afirmando que las inmunoglobulinas intervienen de manera importante en las alergias a alimentos. Entre los tipos de inmunoglobulinas está IgG, IgM, IgD, IgA, IgE, ésta última responsable de encargarse de la predisposición a reacciones alérgicas.

La prevalencia en niños es variable. Según diferentes estudios, en un rango del 0.3% al 12%. En la edad adulta, dicho rango es de 3% a 4% (3). Por otro lado, está la intolerancia o sensibilidad en un porcentaje más alto, de hasta 13.5% de la población que lo padece según datos de Kail (4).

Son muy diversos los síntomas que se suelen presentar, por eso es importante mencionarlos y darnos cuenta de que afectan a cada individuo de manera diferente. Pueden manifestarse inmediatamente después de ingerir el alimento, en lapso intermedio de 2 a 24 horas (tipo 1), o de forma tardía después de 24 horas (tipo 3). Ocurren con mayor frecuencia en vías gastrointestinales, en la piel y en el aparato respiratorio.

En una entrevista, el doctor Gerardo Velázquez, pediatra con maestría en nutrición clínica, me compartió su definición:

El tema de alergia o hipersensibilidad a los alimentos es muy complejo y ha sido estudiado desde muchos puntos de vista. Existe literatura basada en anécdotas y literatura basada en el rigor científico. No toda la información que hay tiene el sustento de medicina basada en evidencias. Es importante distinguir entre "alergia o hipersensibilidad" e intolerancia a los alimentos. Te explico:

A) Intolerancia a los alimentos: La intolerancia clásica o mejor conocida es la intolerancia a la lactosa, que es el carbohidrato de los lácteos, aunque puede existir una intolerancia a otros alimentos. Este término está directamente relacionado con una falta de maduración de los procesos digestivos, por ejemplo: *la lactasa, que es la enzima encargada de digerir a la lactosa, se produce en el feto desde la semana 32-34 de embarazo, pero no es sino hasta los tres o cuatro años, que la cantidad y calidad de la enzima es adecuada.* Por esta razón muchos niños son "intolerantes" a la lactosa de pequeños y posteriormente pueden tolerar este tipo de alimentos. De alguna manera se considera que el gen productor de lactasa es modificable por el medio ambiente y el hecho de poner al paciente en contacto con productos lácteos, sobre todo leche materna, estimulará, finalmente, que la producción se establezca. En este sentido, existen tres tipos de pacientes intolerantes a la lactosa: 1) *Intolerancia étnica:* es la más frecuente; se considera que mas del 70% de los seres humanos después de los 25-30 años no toleramos la leche y sus derivados. 2) *Intolerancia secundaria:* ésta es muy frecuente en bebés que padecen infecciones gastrointestinales, sobre todo por virus como el rotavirus. Clásicamente debe suprimirse la lactosa por espacio de dos a cuatro semanas mientras cede la inflamación intestinal y, posteriormente, el niño tolerará nuevamente los lácteos: y 3) *Intolerancia congénita a la lactosa:* estos pacientes son muy raros, es el clásico paciente que no tolera nunca los lácteos y debe ser nutrido con "leches" que no son de origen animal: soya, almendras, etc.

Los síntomas clásicos son meteorismo (gases), distensión abdominal, ocasionalmente reflujo, diarrea, cólicos. Pero generalmente no se presentan reacciones sistémicas como rinorrea, dermatitis, eccema, asma o anafilaxia.

B) *Alergia o hipersensibilidad a los alimentos:* Se acepta que existen alimentos "clásicamente alergénicos" como la leche de vaca, el huevo, la soya, el trigo y frutos secos como *cacahuate, nuez, almendras, etc. También pueden presentar los síntomas anteriormente descritos como gases, cólicos, reflujo, etcétera. Pero además existen otros síntomas que sugieren que el problema tiene que ver con hipersensibilidad, como rinorrea, eccema, dermatitis, asma, anafilaxia; incluso una paciente presentaba fiebre después de comer pera. Éstos [los síntomas] pueden ser muy específicos, como una de mis hijos que es alérgica al durazno; pero también pueden ser alérgicas al gluten y, en este caso, el número y variedad de alimentos que desencadenarían la reacción es muy amplia: pastas para sopa, pan, galletas y todo aquello que contenga trigo. Incluso alimentos no contemplados como fuente clásica de gluten, como conservadores de alimentos que contengan glutamato, que es un derivado del gluten.*

Como lo describió el doctor Velázquez, los síntomas suelen ser muy diversos, por lo que es importante conocerlos y verificar si se les puede asociar con la alergia.

Síntomas de alergia en alimentos de acuerdo con Mahan (2).

Gastrointestinales:

- Dolor abdominal
- Náuseas
- Vómitos
- Diarrea
- Hemorragia gastrointestinal
- Enteropatía con pérdida de proteínas

- Prurito en boca y faringe

Cutáneos:

- Urticaria
- Eccema
- Angioedema
- Eritema
- Prurito

De vías respiratorias:

- Rinitis
- Asma
- Tos
- Síndrome de Heiner
  (el inducido por leche con ataque de vías respiratorias)

Sistémicos:

- Anafilaxia

Controvertidos y no corroborados:

- Cuadros conductuales
- Síndrome de tensión y fatiga
- Trastorno de déficit de atención
- Otitis media
- Trastornos psiquiátricos

- Cuadros neurológicos

- Alteraciones músculo-esqueléticas

- Cefalea migrañosa

Hay otros síntomas que mencionan otros autores, y me parece importante mencionarlos ya que, si bien no se han demostrado, se han encontrado que pueden estar relacionados a alergias y, en mi experiencia, identifiqué muchos de ellos, en mi caso y otros testimonios. Entre los síntomas mencionados están: interrupción del sueño, despertar muy temprano por la mañana sin poder volver a dormir, infecciones recurrentes de oídos, dolor abdominal, inflamación después de comer, gases, autismo, flujo vaginal, comportamiento agresivo o irritable (4), así como colitis, estreñimiento, sinusitis, mialgia, fiebre y enuresis (5). Otros, en torno a los cuales todavía existe controversia, son fiebre prolongada, síndrome nefrótico, convulsiones, cefalea, artritis, vasculitis, fibromialgia, plaquetopenia, constipación, entre otras (16).

Existen, también, diferentes reacciones de hipersensibilidad:

Tipo I o inmediata: predisposición genética que desarrollará la producción de IgE específica al alimento, con la consecuente sintomatología (urticaria, angioedema, anafilaxia) con la re exposición del alimento.

Tipo II o citotoxicidad mediada por anticuerpos: las manifestaciones principales son anemia, leucopenia y trambocitopenia.

Tipo III o por complejos inmunes: puede manifestarse con fiebre, linfaenopatía, exantema, vasculitis y proteinuria.

Tipo IV o celular con participación de linfocitos T: mecanismo involucrado en la gastroenteropatía y dermatitis por contacto.

La presentación más frecuente es la reacción tipo I, posteriormente la mixta (uno o más mecanismos involucrados en un solo paciente) seguida en frecuencia por al IV, III y II (16).

Aunque los alérgenos pueden encontrarse en muchos alimentos, el 90% provienen de proteínas que se encuentran en la leche, huevos, pescados y mariscos, nueces, cacahuates, soya y trigo. Algunos aditivos también pueden causar respuestas alérgicas, principalmente los contenidos en conservadores (6). Hay otro grupo importante de alimentos, entre ellos: el ajonjolí, la semilla de girasol, de algodón y de amapola, frijoles, tartrazina (colorante amarillo 5), sulfitos (contenidos en conservadores) y látex, que junto con los primeros ocho, constituyen el 95% de las causas de alergia por alimentos (7).

La mayoría de los médicos suelen tratar los síntomas aislados, recetar medicinas que los controlen, sin llegar a conocer qué los ocasiona, y ahí es donde nos perdemos sólo tapando lo que el cuerpo nos trata de decir mediante diversas manifestaciones; lo callamos, y lo saturamos de medicamentos y antibióticos, y esto puede durar años antes de que alguien sospeche que algo anda mal.

Ahora bien, es importante mencionar que existe otro tipo de alergias:

1. Por contacto: que se produce al tocar la piel al alérgeno, que puede ser planta, joyería, látex, producto de belleza.

2. *Inyectables:* picaduras de insectos, mordeduras de animales, medicamentos.

3. *Inhalados:* polen de plantas, pelo de animales, ácaros, esporas, humo de cigarro, productos químicos (4).

Con tan diversos síntomas, y sus variaciones, dependiendo de la cantidad de alimento consumido, y siendo diferente para cada individuo, aun dentro de la misma familia, es muy difícil llegar a un diagnóstico concluyente de alergia o intolerancia a alimentos y, más aún, definir a cuál. Por lo general, al médico le interesa curar los síntomas sin cuestionar o indagar sobre el origen del padecimiento. Aunque muchas veces se deba a infecciones bacterianas o virales comunes de la infancia, cuando ya son recurrentes, o incluso, cuando se ha seguido el tratamiento indicado por el doctor, o llevado tratamientos de largo plazo y el niño no mejora, nos da más pistas para pensar que tal vez exista un factor externo que lo puede estar enfermando, ya sea lo que come, lo que respira o lo que toca.

b. Diagnóstico

Es imposible hacer el diagnóstico de alergia a alimentos con una sola prueba, por lo que se requiere de una historia clínica completa así como algunos estudios.

Es aquí donde comienzan las dificultades para los padres, ya que, como dije, por lo general los pediatras tratan los síntomas como un hecho aislado. Sin embargo, si sumamos una larga lista de visitas, hay que averiguar el común denominador y empezar a pensar si hay alguna relación con los alimentos que se ingieren y la aparición de los síntomas.

Generalmente, el diagnóstico se inicia con un interrogatorio sobre los síntomas, cuáles son, desde cuándo iniciaron, así como antecedentes familiares y dieta actual. Según datos de la American Academy of Allergy, Asthma and Immunology (AAAAI por sus siglas en inglés), si uno de los padres tiene enfermedades alérgicas, el riesgo de que su hijo las padezca es de un 48%, aumenta a 70% en caso de que ambos padres las padezcan.

Los padres suelen confundirse al momento de hacer la historia clínica porque:

1. Atribuyen el síntoma al último alimento que se ingirió.

2. Creen que sus hijos padecen las misma alergias que ellos.

3. Tienden a tomar los resultados de exámenes de piel como concluyentes y descartan pequeños síntomas.

4. Relacionan los alimentos que al niño no le gustan creyendo que son alérgicos a esos alimentos, cuando esto tiene poca relación, según Kumar (5).

Una buena idea es llevar un registro de alimentos que se consumen y los síntomas que se producen, ya que es difícil recordarlo todo. Al hacer anotaciones se puede comenzar a asociar síntomas con alimentos.

Aunadas a la historia clínica, existen algunas pruebas que ayudan al médico con su diagnóstico, entre ellas, las pruebas cutáneas y análisis de sangre (RAST), que se comprueban una vez que se retiran los alimentos que resultan positivos para alergia y se comienzan a ver cambios.

Además del retiro de estos alimentos, se recomienda eliminar también alimentos procesados, desde cereales, galletas, comida congelada o previamente preparada, ya que contiene muchos conservadores y colorantes.

Existe también la prueba de eliminación, que consiste en, durante varias semanas, retirar los alimentos que se sospeche puedan estar ocasionando los síntomas, y después reintroducirlos uno a uno, observando si aparece algún síntoma. Ésta puede ser una prueba eficaz y sencilla, mucho depende de que se eliminen los alimentos adecuados y se hagan observaciones detalladas. Es muy importante señalar que debe ser supervisada por el especialista, para que se vigile que el niño esté bien alimentado.

c. Tratamiento

El tratamiento para las alergias a alimentos, previo diagnóstico, es muy simple, y se basa en modificar la dieta, eliminando los alimentos que provocan los síntomas, permitiendo al organismo regularizarse y entrar de nuevo en equilibrio, con lo que se logra que la persona mejore. Es un procedimiento eficaz y sin riesgos, si se lleva de manera adecuada y durante el tiempo necesario para que el organismo vuelva a tolerar el alimento causante de la alergia. Dicho tiempo pueden ser seis meses o un año, para ciertos pacientes, mientras que para otros, la nueva dieta deberá seguirse de manera permanente, todo depende del grado de sensibilidad que resulte a ese alimento.

También debemos cuidar que la dieta siga siendo balanceada, de preferencia supervisada por un médico o nutriólogo, para que el niño esté bien nutrido y pueda haber variedad en los alimentos que consume. Démosle la oportunidad de degustar nuevos alimentos que normalmente no se les ofrecen a los niños, y que son muy sabrosos y de alto valor nutricional, como las lentejas, los garbanzos, la granada, los nopales, la soya, la avena.

Además, es importante informar a todas las personas que convivan con ellos sobre sus cambios en la dieta, para así evitar que existan confusiones y haya una recaída.

Existen diversos medicamentos para disminuir los síntomas, como los antihistamínicos, cortico esteroides, broncodilatadores, para el manejo de rinitis, tos y problemas respiratorios. En casos cutáneos, alguna crema especializada y, en casos graves, como anafilaxis, epinefrina auto inyectable para detener la reacción aguda (8) Siempre verifica con tu médico antes de que le des cualquiera de estos medicamentos a tus hijos. Existen, asimismo, brazaletes de identificación que indican que la persona es gravemente alérgica a determinados alimentos (16).

Las personas con alergia a alimentos tienen un intestino permeable, es decir, un intestino que permite que pasen grandes moléculas a través de sus paredes, que es la causa para que las alergias tengan lugar. Por lo que es importante ayudarles a que su cuerpo logre regenerar el intestino, por medio de suplementos alimenticios y una dieta especial.

Diversos estudios demuestran la coexistencia de diferentes enfermedades con alergias en una misma persona. El 90% de los pacientes con asma padecen también rinitis alérgica (17). La rinitis alérgica afecta a quienes la padecen en la vida social, el sueño, la escolaridad y el trabajo. Su impacto económico es considerable; pese a ello, todavía es subdiagnosticada y subtratada.

Se estima que más de 600 millones de pacientes la sufren en todo el mundo (18). Según un estudio realizado mediante encuestas a padres de niños asmáticos de la ciudad de Monterrey, Nuevo León, se gastan anualmente en promedio $225 dólares en consultas, $134 dólares en inmunoterapia, $45 dólares en visitas a urgencias, $180 dólares en hospitalizaciones (17).

Se realizó un estudio con personas que padecen migraña sobre la presencia de anticuerpos tipo IgG contra alimentos, y el tratamiento que se les dio fue retirar de su dieta los alimentos a los que resultaron positivos en el estudio, con lo que se controló la migraña sin necesidad de medicamentos (26).

Como ya he dicho, no conté con la suficiente asesoría ni apoyo del pediatra anterior para saber que era momento de que mis hijos fueran evaluados por un especialista, y que sus enfermedades recurrentes hablaban de que algo más debía revisarse. En mi búsqueda, encontré las siguientes recomendaciones.

Según la AAAAI, debe hacerse una valoración con un especialista en las siguientes circunstancias:

* Si presenta una rinosinusitis infecciosa crónica o recurrente.

* Ocho o más infecciones nuevas en un año.

* Dos o más infecciones inusuales severas en un año.

* Dos o más meses de tratamiento con antibióticos, con efecto escaso o nulo.

* Dos o más neumonías en un año.

* Un niño pequeño que no aumenta de peso o crece normalmente.

* Abscesos recurrentes en el interior de la piel o en órganos.

* Infección fungosa persistente en la boca o en cualquier parte de la piel después de cumplir el año de nacido.

* Necesidad de antibióticos por vía intravenosa para eliminar las infecciones.

* Dos o más infecciones de origen interno.

* Antecedentes familiares de inmunodeficiencia.

La Academia Americana de Pediatría, por su parte, propone algunas consideraciones que pueden resultar efectivas para la prevención de alergias.

En primer lugar, propone promover la lactancia, ya que la leche materna tiene capacidades inmunológicas de inmuno modulación y de desarrollo de la flora bacteriana que es fundamental para el desarrollo de alergias.

En segundo lugar, la incorporación de alimentos después de los seis meses de edad, con un retraso particular en familias susceptibles de la proteína del huevo.

En tercer lugar, en los casos en los que se requiere de complementación con fórmulas, preferir aquellas con hidrolizados o altamente hidrolizados de proteínas de la leche de vaca (7). En cuanto a la leche de soya, se ha demostrado que del 3 al 10% de los pacientes con alergia a la proteína de leche de vaca tienen también alergia a la soya. También puede considerarse una dieta hipo alergénica materna durante la lactancia (huevo, cacahuate, pescado), ya que pueden pasar alérgenos alimentarios a través del seno materno y sensibilizar al lactante (16).

d. Los 5 símbolos de las alergias

+ MÁS observación:
Creo que es el punto central de este tema. Insisto en ello, e invito a los padres a volverse detectives; es decir, al ser los responsables de la alimentación de sus hijos, poner especial atención en lo que consumen. La cercanía con ellos permitirá notar cambios en sus hábitos: su apetito, su conducta, su patrón de sueño. Llevar registro de enfermedades, hospitalizaciones, estudios de laboratorio, así como diagnósticos de cada médico que hayan visitado.

- MENOS espera:
Si ante la presencia de síntomas y que, a pesar de llevar los tratamientos recetados por especialistas, el niño no mejora o incluso empeora, acudir a especialista que tenga experiencia en manejo de alergias a alimentos y, si se requiere, hacer exámenes en piel o en sangre. Muchos niños tienen un cambio positivo importante con la eliminación de lácteos, y de algún otro alimento que se sospeche que pueda estar relacionado. Siempre se debe vigilar que la dieta siga siendo balanceada.

× MULTIPLICANDO esfuerzos:
Una vez que se tenga un diagnóstico de alergia a alimentos, el trabajo en equipo dentro de la familia será fundamental

para lograr llevar la dieta con éxito. El tener en casa sólo los alimentos que se puedan comer y añadir nuevas recetas a la dieta familiar enriquecerá a todos. Incluso me atrevo a asegurar que será una dieta más nutritiva y variada.

÷ *ENTRE todos los alimentos:*
La elección de la variedad en la dieta permitirá que los niños prueben alimentos que pueden resultar nuevos para ellos, pero no menos sabrosos si los sabemos preparar bien. Los padres juegan un papel muy importante al ser ejemplo para ellos: si papá y mamá lo comen, será una invitación muy natural para que los niños sigan su ejemplo.

∞ *CONTINUAR valorando:*
Después del tiempo recomendado por el especialista, se reintroduce un alimento a la vez, para ver si ya se tolera, es decir, que al consumirlo no se manifiesta ningún síntoma. Se hace esto con cada alimento. El tiempo de espera varía en cada persona. Hay probabilidades también de que alguno tenga que ser eliminado de manera permanente.

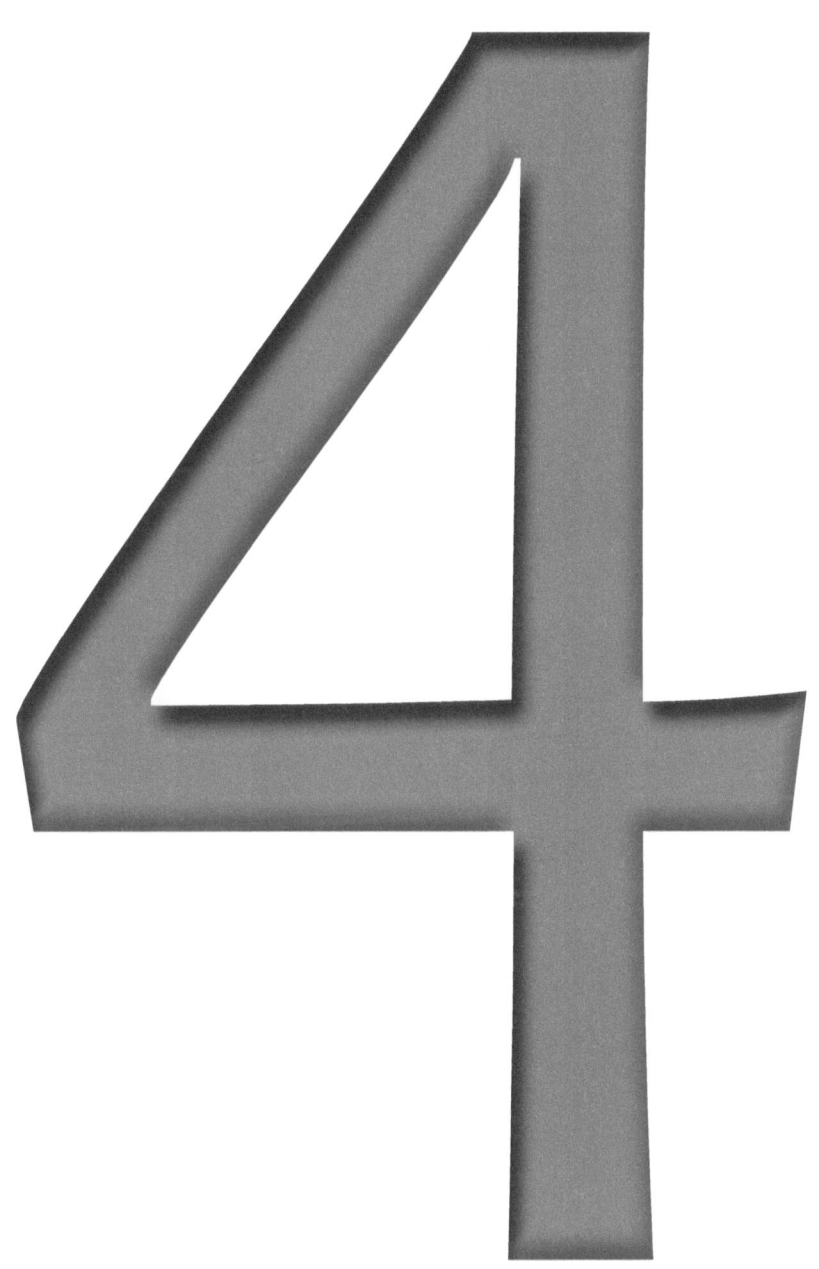

Otros Testimonios

EL CASO DE LUIS

Conozco a Luis desde que nació. Su mamá lo alimentó con leche materna y siguió todas las recomendaciones médicas que le indicó su pediatra para la introducción de alimentos. Su papá padeció asma de niño, y su salud se vio comprometida en varias ocasiones por ataques de asma, al grado que requirió hospitalización, por lo que existe un importante factor genético en este caso. Luis comenzó a presentar síntomas cuando tenía un año de edad, al introducir el huevo en su dieta. Diez minutos después de haberlo ingerido comenzó con una fuerte reacción alérgica, llenándose de ronchas su cara, sus párpados y cuello. El pediatra le recetó un medicamento antihistamínico con el cual logró frenar el proceso alérgico. Internaron a Luis en el hospital a los dos años de edad, debido a que presentaba fuertes diarreas durante periodos prolongados, sin causa aparente; así como rinitis, que frecuentemente terminaba en infecciones respiratorias. Le realizaron una biopsia intestinal, junto con otros estudios como biometría hemática y pruebas de alergias en la piel, en las cuales resultó positivo, principalmente a la fresa, el huevo, la leche, la espinaca y el tomate.

A pesar de llevar una dieta estricta a base de pollo, carne, arroz y algunas verduras, los síntomas no mejoraban. Su mamá pasó por momentos difíciles, ya que no encontraba un diagnóstico ni una cura para Luis. Las constantes diarreas lo debilitaban y afectaban su crecimiento. Sé que ella se sintió sola e incomprendida mientras buscaba, día a día, qué más hacer para ayudar a su hijo. Yo no sabía mucho sobre alergias en ese momento y confieso que no la comprendía, creía que ella exageraba, no entendía por qué se preocupaba tanto y, para mí, era muy raro todo lo que le pasaba a Luis. Como su alimentación era limitada, un día su mamá intuyó que, tal vez, la papa podría estar ocasionando la diarrea, así que la quitó de su dieta. Y eso fue todo, la papa era lo que le provocaba la diarrea; pero no había salido en ningún estudio, el descubrimiento fue resultado de la observación.

Luis llevó una dieta libre de lácteos hasta los tres años, y libre de huevo hasta los cinco. Y aunque ahora, a los diez años, tolera muchos de los alimentos que antes le ocasionaban reacción alérgica, su madre está reconsiderando eliminar los lácteos de nuevo, ya que con frecuencia presenta rinitis e infecciones respiratorias (19).

Más tarde, yo misma viví esa misma incomprensión de parte de otras personas que no tienen información suficiente sobre el tema. Es por lo que me interesa que más personas conozcan por lo que pasan las familias de quienes padecen alergias, y que también sus seres queridos puedan dar el apoyo que necesitan, sin juzgar ni criticar, sino formando un equipo para hacer más ligero el camino.

LA TRAVESÍA DE ROBERTO

Roberto nació sin ninguna complicación, fue hasta los dieciocho meses de nacido que el pediatra notó que se encontraba bajo de peso y estatura para un niño de esa edad. A los dos años, se le recetaron múltiples antibióticos, ya que presentaba cuadros de infecciones de garganta y gripas frecuentes, y eso hizo pensar al pediatra que podría ser una razón para que el niño estuviera por debajo de la curva de crecimiento.

A los dos años nueve meses, sufrió un desmayo y estuvo inconsciente por veinticinco minutos. Al llegar al hospital le realizaron diversos estudios para determinar lo que había pasado, pero ninguno arrojó resultados anómalos. A los padres de Roberto les informaron que su hijo tenía el umbral del dolor muy alto, ya que en varias ocasiones no demostraba dolor a pesar de haberse lesionado un diente o tener bronquiolitis, así que debían estar atentos ante cualquier síntoma, ya que podría ser grave y el niño probablemente no lo manifestaría.

Cuando Roberto cumplió tres años, un médico endocrinólogo le diagnosticó deficiencia en la hormona de crecimiento; un segundo diagnóstico fue insensibilidad a la producción de la hormona de crecimiento, ya que a pesar de que su cuerpo la producía, su organismo no la asimilaba. El resultado final era que Roberto no crecía ni aumentaba de peso (20).

En esta época fue cuando conocí al muchacho. Su mamá estaba alarmada, ya que una de las alternativas era suministrarle un medicamento que, además de costoso, tenía efectos secundarios. No sabían qué hacer, ni cuál era la decisión adecuada.

Al narrar mi experiencia, sin tener la certeza de que los síntomas de Roberto se debieran a alergias, su mamá decidió que valía la pena explorar esta idea, y descartar que tuviera alergias a algún alimento.

Decidieron evaluarlo con el especialista y, al realizarle exámenes en sangre y otro examen para detección de metales pesados, Roberto resultó alérgico a casi todos los alimentos del estudio, entre los más altos estaban el huevo, la leche, el salmón, los frijoles y la soya. Su madre dejó de prepararle los alimentos en vasijas de aluminio, mismas que sustituyó por otras de acero inoxidable, ya que el cuerpo del pequeño tenía altas concentraciones de aluminio en el organismo. Otro doctor insistió en que siguiera una dieta libre de lácteos, colorantes y conservadores.

Con estas adecuaciones, Roberto tuvo un cambio drástico y, al primer mes de observarlas, había aumentando cuatro centímetros de altura y un kilo de peso; no hay que olvidar que no había aumentado nada en los últimos dos años. Sin embargo, su búsqueda no terminó ahí, ya que tuvo que visitar más especialistas debido a un padecimiento en una válvula del corazón. Roberto ha estado mucho mejor, llevó por más de un año una dieta estricta, y ahora se encuentra estable, con un crecimiento lento pero constante y sin recaídas.

Aunque el caso de Roberto es complejo, el cambio en su dieta representó una gran mejoría, lo que hizo evidente que todo importa: desde el tipo de vasijas en que preparamos los alimentos, que deben ser de acero inoxidable para evitar que nuestros alimentos se contaminen con metales pesados, hasta lo que comemos.

DESDE HACE VEINTICINCO AÑOS

Aunque Daniel y Lucía ya son adultos, su mamá no ha olvidado que fueron alérgicos a la leche, así como a algunos otros alimentos, y ella me compartió lo que pasó hace veinticinco años con ellos: "Cuando a Daniel le cambié la leche materna a leche de fórmula a los seis meses de edad, comenzó a tener diarreas hasta el grado de que tuvo que ser hospitalizado, y aunque los doctores no me decían nada, lo alimentaban en el hospital con leche de soya, la cual toleró bien. Yo le preparaba todas sus papillas con frutas y verduras, pollo, arroz. Así fue que logré que saliera adelante. Cuando nació Lucía, yo ya tenía experiencia y al quitarle la leche materna e introducirle leche de fórmula, comenzó con diarreas, y de inmediato supe que también era alérgica. Además de la leche, le pidieron excluir de su dieta huevo, chocolate, fresa. A los seis años era una niña que se enfermaba frecuentemente de la garganta y, al hacerle más estudios, comprobamos que también era alérgica a los frijoles.

Muchas veces me desesperaba porque veía que mis hijos no crecían al mismo ritmo que los demás niños. Actualmente mi hija sigue siendo muy cuidadosa con lo que come, algunos alimentos como lácteos, fresa y chocolate le siguen causando molestos síntomas, así que los evita" (21).

La mamá de Daniel y Lucía comprobó que la única forma de controlar que sus hijos no comieran lo que les hacía daño, era preparando ella misma los alimentos. Las comidas procesadas contienen muchos ingredientes que, aunque en pequeñas dosis, cuando se desea evitarlos son difíciles de identificar. En algunos países, las etiquetas donde se enlistan los ingredientes incluyen en letras negritas si el producto contiene leche, nueces, huevo, trigo o mariscos, que son los alimentos más comunes que ocasionan alergia.

LA EXPERIENCIA DE PABLO

Pablo comenzó, al año de edad, a presentar diarreas y tos frecuentes. Durante un año tuvo estos síntomas. Yo lo conocí en esa época, su mamá estaba muy preocupada porque los doctores no tenían idea de qué le ocasionaba todo esto. Creían que podía ser la enfermedad celíaca, padecimiento en que la persona es intolerante al gluten, contenido principalmente en el trigo. Le realizaron una endoscopía y confirmaron que tenía las vellosidades del intestino aplanadas, se le diagnosticó una mala absorción de alimentos, por lo que comenzó con una dieta muy estricta, principalmente libre de trigo, lácteos y huevo. Su mamá insistió en que lo evaluaran para saber si no tenía alergias. El médico, un poco renuente, aceptó y lo remitió con un alergólogo. Al tener los resultados, la recomendación fue eliminar veinte alimentos de su dieta, además de llevar una higiene especial que mantuviera al chico libre de polvo y ácaros, así como apartado de animales. Al cambiar su dieta, la mejoría de Pablo fue notoria: los síntomas desaparecieron por completo. En la actualidad ha podido reincorporar muchos alimentos a su dieta sin ninguna recaída (22).

Para la mamá de Pablo fue claro que el diagnóstico de mala absorción de alimentos se refería a uno de los síntomas, y que tenía que descubrir la verdadera causa del malestar de su hijo. Fue ella quien insistió en que evaluaran a Pablo sobre las alergias; pero sólo meses después de que el niño comenzara a estar enfermo.

Insisto en que busquemos respuestas: si lo que te dice un médico no responde a todas tus preguntas, o si el tratamiento que te receta no te ayuda, debes seguir buscando una segunda, tercera o cuarta diagnosis, hasta encontrar la solución.

LOS CAMBIOS DE JORGE

Jorge comenzó a los nueve años a presentar cambios en su sistema digestivo, caracterizados por evacuaciones más frecuentes de lo normal. A la edad de once años comenzó a quejarse de fuerte dolor en el abdomen bajo, tan intenso que en ocasiones lo orillaba al llanto, y presentaba sangrado al evacuar. Su mamá es pediatra y no sabía lo que le pasaba, por lo que le fueron realizados diversos estudios: biometría hemática, química sanguínea, pruebas de función hepática y el RAST (examen en sangre para detectar alergias). Consultó con otro médico, quien le recomendó una dieta libre de leche y huevo. Dado que Jorge ya era un niño mayor, hacer el cambio en la dieta fue muy difícil para él y su familia; pero al llevarla de manera estricta los síntomas disminuyeron rápidamente.

Tres años después, sus síntomas han desaparecido y su estado de salud ha sido muy bueno. Hoy, sigue una dieta libre de lácteos (23).

Los niños como Jorge, que entienden cuando algún alimento les causa daño, los enferma, ponen gran interés en no comerlo. Por supuesto, nadie quiere estar enfermo a propósito, por ello, los chicos incluso se vuelven más cuidadosos con lo que comen, preguntan lo que contiene la comida antes de ingerirla. Los síntomas son molestos y pueden durar varios días, así que prefieren evitarlos.

EL TESTIMONIO DE PAOLA

Paola comenzó con síntomas al primer año de edad. Estaba baja de peso, no dormía bien o dormía pocas horas durante la noche, era irritable y padecía de estreñimiento. A los dos años comenzó a enfermar cada quince días de fiebre y recurrentes infecciones de anginas, también tenía rinitis constantemente. Su mamá y yo platicamos en una reunión, o tal vez, nos desahogamos de lo que pasábamos en ese momento, ya que nuestras hijas son de la misma edad. Ella decidió realizarle pruebas de alergia cutánea y de sangre, a las cuales salió positiva ante diversos alimentos.

Inició con la dieta y, aunque notó mejoría, fue hasta que le extirparon las anginas y las adenoides que su recuperación fue completa (24).

Para ofrecerle mayor variedad alimenticia, a Paola le dieron carne de conejo, venado y codorniz. La variedad es uno de los secretos del éxito al llevar una dieta estricta. Hay diferentes tipos de carnes que se pueden incluir, así como derivados del maíz y el arroz (pastas, leche, galletas). La rotación nutricional es importante para evitar la saturación del organismo de un mismo alimento. Otra opción puede ser el comer frutas de temporada, o consumirlas durante los meses en que se cosechan y los siguientes meses probar las frutas de las temporadas correspondientes. Así las rotarás todo el año, y permitirás que tu organismo descanse por varios meses.

CUANDO CONOCÍ A DIEGO Y ANDREA

Los conocí cuando tenían tres años de edad, pero no supe nada acerca de su salud sino hasta que tuvieron seis años, cuando me enteré que Diego había estado en el hospital y que faltó al colegio durante dos meses. Fue entonces que me acerqué a su mamá para conocer más de su historia.

Diego y Andrea son cuates, y desde los seis meses comenzaron a presentar recurrentes infecciones de oído y garganta. A los ocho meses les cambiaron la leche de fórmula por leche de soya y, aunque para Andrea esto representó una mejoría, Diego persistió en las infecciones de oído y requirió miringotomía bilateral (tubos en los oídos) y extracción de adenoides. A los dieciocho meses recayó, presentando infecciones de garganta con complicaciones respiratorias como dificultades para respirar y accesos de tos. A los dos años, le diagnosticaron asma y requirió utilizar medicamentos broncodilatadores diariamente. Entre los dos y los cinco años de edad, Diego estuvo internado en el hospital por neumonía. A los cinco años requirió cirugía para extirparle las anginas y a los seis lo internaron por gastroenteritis. En esa ocasión tuvo que permanecer en su casa durante ocho semanas, ya que su sistema inmunológico estaba muy debilitado.

Durante estos años, a Diego lo evaluaron varios pediatras, un neumólogo, alergólogos, otorrinolaringólogos e inmunólogos, además de que se sometió a un tratamiento por un año y medio con un homeópata.

Cuando escuché su historia y pude ver lo débil que se encontraba Diego, le conté a su mamá la nuestra. Decidió probar si sus hijos podrían padecer lo mismo que los míos y, después de consultar con el especialista en nutrición clínica, sólo con la consulta, comenzó con una dieta estricta libre de lácteos, y algunos alimentos que ella sospechaba podían ser causantes de síntomas, como cacahuate y chocolate. Toda la familia comenzó con el régimen y notaron cambios inmediatos. En el caso de Andrea, fue evidente el cambio en la conducta: desaparecieron los berrinches, pataletas, mal humor, pesadillas; en cuanto a Diego, desaparecieron las gripas constantes. Ambos ganaron peso y estatura, mejoraron su apetito, descansaron mejor por las noches y mejoró su crecimiento de cabello.

Su mamá comparte: "Pasamos por muchas cosas. Mientras los niños estuvieron enfermos sin saber qué era lo que ocasionaba tantas enfermedades, nos enfrentamos con problemas económicos, laborales, sentimentales. Cuando exploramos la opción de que las alergias a alimentos podrían ser la causa de sus síntomas, nos quedamos sorprendidos, pues atamos cabos; ésta era la respuesta obvia y ningún médico nos lo había podido decir antes" (25).

Confieso que, al ver el cambio tan importante que tuvieron Diego y Andrea, así como mis hijos; los otros testimonios aquí descritos, más lo que he aprendido en los últimos años, refuerzan mi necesidad de difundir e informar más sobre este tema del que, aunque mucho se sabe, al momento de encontrarnos con niños enfermos, no se considera ni se diagnostica algo relacionado.

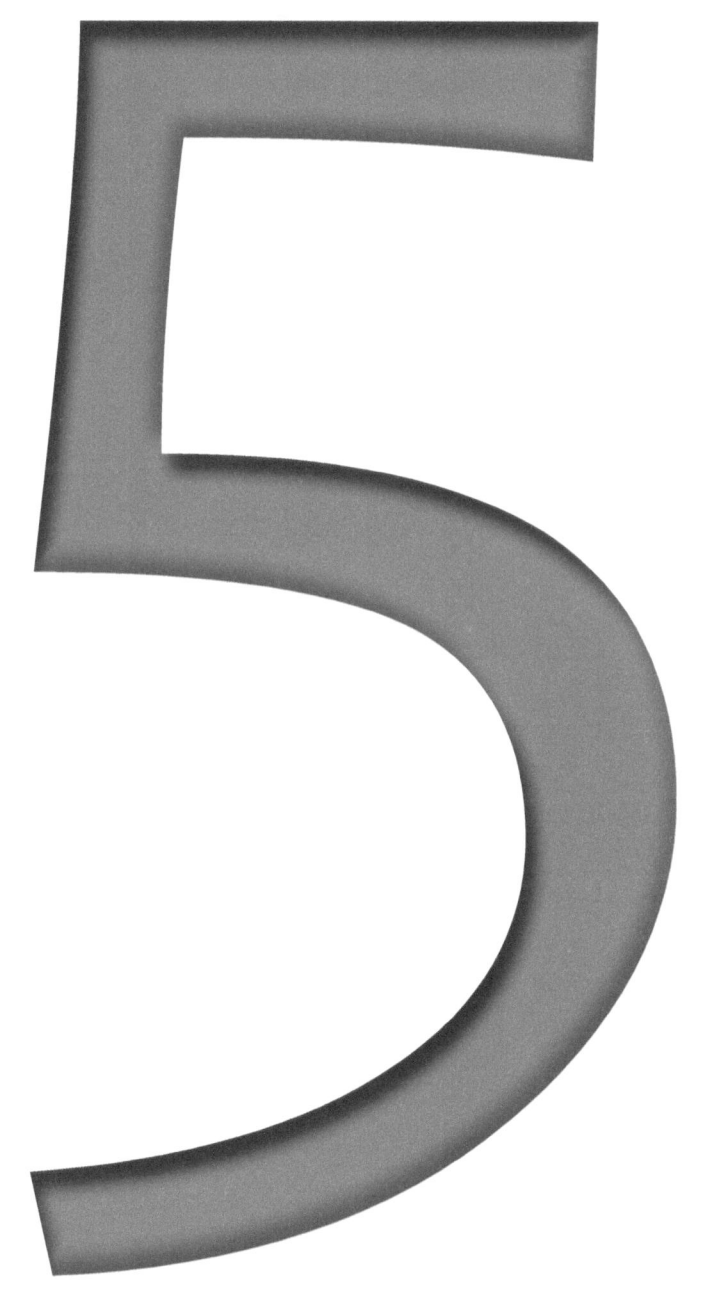

Mitos y Costumbres

Ya es cotidiano para mí el enfrentarme a preguntas y comentarios como:

— ¿Cómo que no tomas leche, ni queso? ¿Por qué?

— ¿Pero qué les das de comer a tus hijos si no comen todo eso?

—Come aunque sea un poco, ya verás que no te pasa nada.

— ¿Cómo puedes? Yo no puedo vivir sin la leche.

— ¿No estarás exagerando?

No entiendo por qué les molesta tanto que no consumamos lácteos, ¿es que de plano no podemos vivir sin ellos? ¿Es el único alimento que existe en nuestra dieta? Frecuentemente se desatan largas discusiones, incluso burlas, alrededor de este tema, sobre todo de nuestro círculo más cercano, que son familia y amigos.

En un principio, invertía mucho tiempo explicando todo lo que iba descubriendo o leyendo, pero de nada me ha servido. Es difícil de comprender cuando no estás viviendo en carne propia la situación.

Por eso quiero incluir algo de lo que he ido descubriendo sobre este alimento, la leche, un alimento ancestral, culturalmente arraigado y que está sobrevaluado. A lo largo de la historia, ha sufrido cambios importantes sobre todo en los últimos cien años, cuando la tecnología ha permitido que se pueda preservar por largos periodos de tiempo y hacer con ella un sinfín de productos derivados. Se nos ha dicho que para estar más sanos, fuertes y protegidos, debemos consumirla hasta la vejez, creencia que cada día es más cuestionable.

La doctora Olga Cuevas publicó un estudio nutricional y bioquímico de la leche, en el cual ella comienza describiéndola como "caldo de proteínas, hormonas, grasas, colesterol, virus, bacterias y pesticidas que puede afectar a sus consumidores de múltiples maneras" (9).

Partamos de lo más elemental: la leche materna humana es para bebés humanos, contiene todo lo necesario para alimentarlos y nutrirlos. La leche de vaca es para los becerros, y su composición química está hecha para nutrirlos según su especie, por lo que al tener alto contenido de calcio, grasa y fósforo, tiene un efecto directo sobre el cuerpo humano, afectando principalmente su sistema inmunológico.

La doctora Cuevas señala que los lácteos, por su alto contenido de antígenos, agotan al sistema inmunológico, haciendo al cuerpo más vulnerable a las infecciones y a enfermedades directamente relacionadas con este sistema.

Diversos artículos médicos refieren que el mismo cuerpo humano, después de que dejamos de ser lactantes, va disminuyendo la producción de la enzima para digerir la lactosa, llamada lactasa, y que esta disminución varía dependiendo de la raza y de la dieta de la población de que se trate, sin prolongarse más allá de los tres años de edad.

Un estudio de 2007 ha demostrado que la alergia a la leche puede persistir más tiempo del que se pensaba anteriormente. De 800 niños que padecían alergia a la leche, sólo el 19% superó su alergia a la edad de cuatro años y únicamente el 79% lo hizo a los dieciséis (6).

Una de las reacciones del organismo, es la producción excesiva de moco, como un mecanismo de respuesta del sistema inmunológico (13), ocasionando en muchas ocasiones que el fluido se acumule en oídos, senos paranasales, bronquios, vagina y que, al paso de los días, la acumulación dé origen a infecciones, que seguirán persistiendo mientras se siga consumiendo lácteos.

Se ha observado la asociación de diabetes mellitus tipo I con alergia a las proteínas de la leche de vaca. El probable mecanismo involucrado es por la producción de anticuerpo tipo IgG contra la albúmina sérica bovina, que presenta reacción cruzada con las células beta del páncreas, y se manifiesta principalmente en personas genéticamente predispuestas (16).

Por medio de la leche se excretan toxinas, y todo lo que consume la vaca, por lo que, al beberla, también tragamos pesticidas, antibióticos, productos químicos, hormonas, además de lo que los productores de leche agregan para lograr hacer sus derivados como quesos y yogures.

Me parece importante mencionar que hay diferentes tipos de reacciones a la leche de vaca: intolerancia a la lactosa, alergia medida mediante IgE y alergia no medida por IgE. En la tabla 1 se pueden ver las diferencias más importantes entre cada una de ellas, para así facilitar su diagnóstico y tratamiento (15).

Tabla 1. Diferencias entre las diferentes reacciones a la leche de vaca (15)

	Intolerancia no a lactosa	Alergia mediante IgE	Alergia no mediantelgE
Prevalencia	Alta	Baja	Baja
Variación racial	Alta	Baja	Desconocida
Edad común	adolescencia/ edad adulta	Niñez	Niñez/ Edad adulta
Causa	Lactosa	Proteína de la leche	Proteína de la leche
Mecanismo	Problema metabólico: baja producción de lactasa	Inmunológico: IgE	Inmunológico: mediante células, complejo inmune, otros
Síntomas	Gastrointestinales	Gastrointestinales, piel, respiratorio, anafilaxis	Gastrointestinal y respiratorio
Tiempo de reacción	0.5 - 2 horas	< 1 hora	> 1 hora o días
Estudios	Test de intolerancia a lactosa, prueba de aliento, prueba de acidez, biopsia intestinal	Prueba en piel y RAST	No hay pruebas simples de diagnóstico. Eliminación y prueba
Prevención	Evitar lactosa	Alimentación con leche materna	Evitar consumo de la proteína de leche

Existe la idea equivocada de que no estaremos bien alimentados sin leche y sus derivados. A la mayoría de las personas les preocupa no consumir el suficiente calcio. Pero, contrario a lo que muchos creen, la leche no aporta calcio debido a su acidez transitoria, producida por el exceso de proteínas de los lácteos y por su alto contenido de fósforo, que impide la fijación de calcio haciendo que se pierda más calcio del que se obtiene, por lo que no es de sorprenderse que muchas personas que consumen altas cantidades de lácteos, tengan osteoporosis.

Existen alimentos que son excelente fuente de calcio, como son las almendras, las avellanas, los pistaches, las semillas de girasol, el brócoli, las espinacas, las acelgas, las aceitunas, el perejil, la col, la soya, el garbanzo y, con alto contenido, están la alfalfa germinada y la espirulina (9).

Cada día más especialistas en la salud, principalmente los que manejan medicina integral como homeopatía o medicina oriental; ginecólogos, oncólogos y pediatras recomiendan eliminar los lácteos de la dieta, sobre todo en pacientes que manifiestan alergias cutáneas, respiratorias, estomacales, diabetes, cáncer y problemas hormonales, entre otros.

¿Sabías que con la pasteurización de la leche se destruyen vitaminas y enzimas necesarias para su digestión? Todos los procesos por los que debe de pasar para que se eliminen bacterias y microorganismos, así como para mejorar su sabor y textura, hace que sea mas difícil su absorción y afecta al intestino porque no se puede digerir correctamente, lo que desencadena muchos padecimientos como fatiga crónica y alteraciones intestinales diversas.

El Doctor Robert Cohen ha publicado varios libros, entre los que destaca Milk A-Z y Milk, The Deadly Poison; explica ampliamente las enfermedades relacionadas con el consumo de la leche, desde alergias, diversos tipos de cáncer, hasta esclerosis múltiple (10). En el libro Your Life in Your Hands, la Dra. Jane Plant, narra cómo se recuperó del cáncer de mama que le fue diagnosticado. Hizo importantes descubrimientos sobre como la alimentación está relacionada con el cáncer. Después de que la cirugía y otros tratamientos como quimioterapia y radioterapia no pudieron controlar el avance y reaparición, hace importantes cambios en su dieta, en la cual elimina por completo los lácteos entre otros alimentos, logrando así erradicar por completo el cáncer que la aquejaba.

Ella refiere que, en China, una de cada diez mil mujeres muere por cáncer de mama, a diferencia de Reino Unido, donde una de cada doce mujeres muere por esta causa y, en otros países occidentales, la cifra sigue en aumento a una de cada diez. Descubrió que no es por genética, ya que la tasa de contracción de cáncer de mujeres chinas o japonesas que se trasladaron a Occidente, una o dos generaciones después, cambió a la del país que las acogía (11).

En su libro Don't Drink Your Milk, el Doctor Frank A. Oski, ex director del Departamento de Pediatría de la Johns Hopkins University School of Medicine y del Johns Hopkins Children Center, narra sus descubrimientos sobre la leche de vaca y sus efectos en el ser humano (12).

Muchas veces me pregunto: ¿por qué seremos el único mamífero que toma leche de otro mamífero que no es de su especie? ¿Por qué insistimos en seguir siendo lactantes?

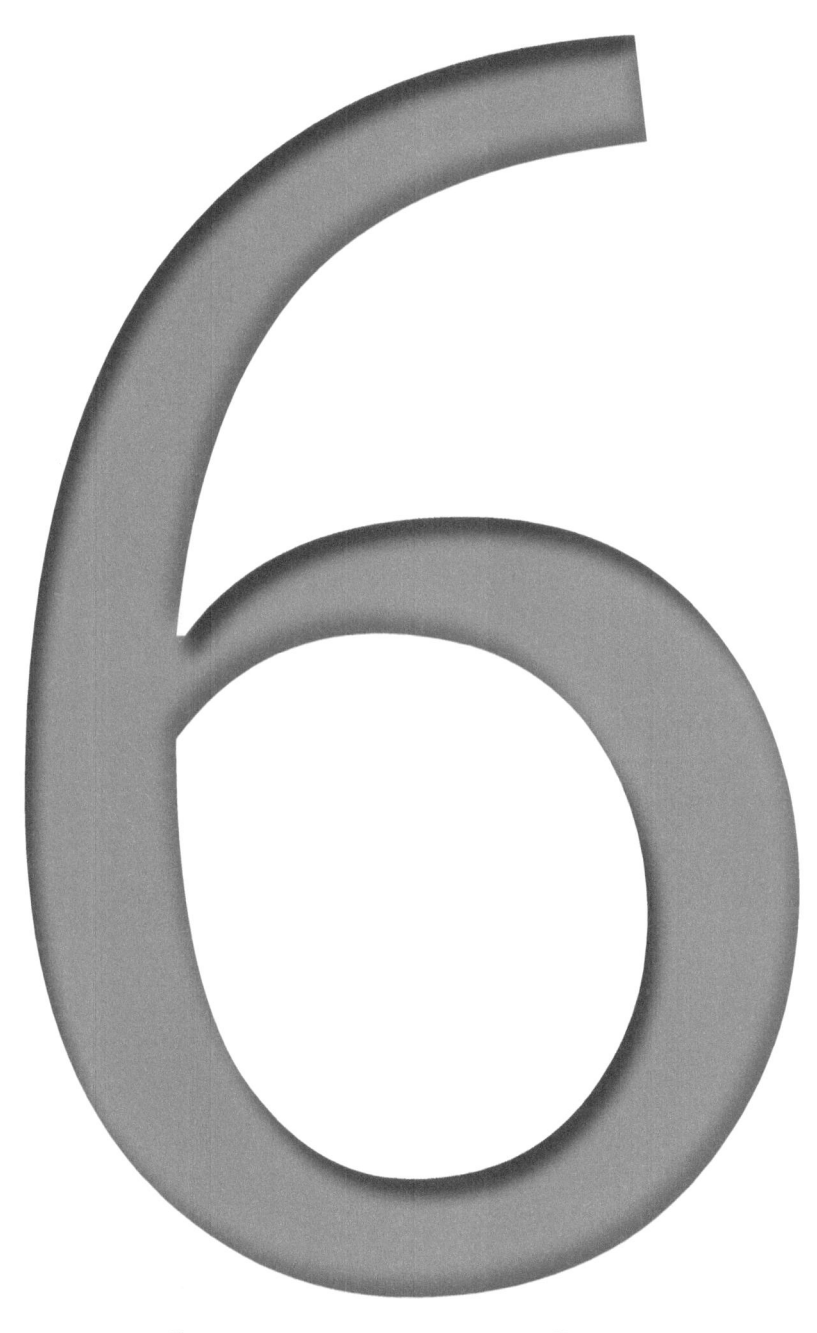

6

¿Y ahora que hago?

Esa es la pregunta de muchas mamás una vez que logran identificar la relación de los síntomas con el alimento que les hace daño. Nunca nadie nos lo había dicho, ni siquiera los médicos, quienes sólo se han ocupado de probar diferentes medicamentos para controlar los síntomas sin lograr solucionar el problema de raíz. El contemplar por primera vez la posibilidad de que lo que comemos, pueda ser la causa de repetidas y continuas enfermedades, parece todavía increíble. Una vez que hagas la prueba de eliminación, te sorprenderás, como por arte de magia los síntomas desaparecen.

La tentación de volver a comer lo que acostumbramos está presente todo el tiempo. Al hacer la prueba de reintroducir el alimento en el corto plazo, nos confirma que todavía no es el momento, y que tal vez necesitamos unos meses más. ¿Cómo saberlo? Tu cuerpo te lo dirá.

Creo que hemos dejado de observarnos y escucharnos, en muchos sentidos. Ya sea la obesidad o los problemas de anorexia, la comida es un factor no sólo indispensable para vivir, sino que es un tema social y psicológico, por medio del cual podemos apapacharnos o castigarnos, festejar o despedir. En todas las culturas y a través de la historia, la vida familiar se desarrolla alrededor de una mesa. Un cumpleaños, una boda, un bautizo y hasta un funeral son motivos para sentarnos en familia a comer. Por lo que la comida no es sólo para alimentarnos sino que es motivo para convivir y compartir. Y, ¿qué pasa cuando alguien rompe ese patrón o altera de alguna manera la costumbre familiar? Peor aún, ¿qué ocurre cuando alguien se atreve a culpar alguno de los platillos del menú familiar de la causa de su malestar persistente? Probablemente se desatará una guerra de ataques y críticas familiares a la insurrecta que se atreve a hacer tal acusación.

En mi caso, las caras de incredulidad no se hicieron esperar, junto con la avalancha de opiniones y comentarios bien intencionados, que no me ayudaron ni me hicieron sentir comprendida. Me di cuenta que debería esforzarme en seguir las instrucciones que el nuevo doctor me aconsejaba, así como seguir lo que mi intuición me indicaba. Cerré mis oídos a quienes no tenían la menor idea de lo que vivíamos en casa y que no tenían experiencia en el tema. Comencé a observar y a probar cosas nuevas. Albert Einstein dijo que si siempre haces lo mismo, no esperes resultados diferentes, así que decidí que tenía que tratar cosas nuevas y esperar así resultados diferentes.

Eso les digo a las mamás que me escriben y que me preguntan ¿y ahora qué hago? Ya saben qué alimento les hace daño, y han comprendido que no es sólo tarea del médico y los medicamentos, sino también de ellas. La actitud que tomemos frente a este reto es vital para el éxito.

Éstas son algunas ideas que me han funcionado y que me gustaría compartirte:

1. Toma el control:

Cada día existen más opciones para facilitarnos la preparación de los alimentos, con nuestro día lleno de actividades, muchas veces no hay tiempo para cocinar. En otras ocasiones, simplemente, no hay interés de hacerlo, o no sabes cómo. Saca el recetario de la abuela que se quedó olvidado en algún cajón, así como esas deliciosas recetas familiares, que no han salido a la luz en los últimos 20 años, y que las nuevas generaciones no han podido disfrutar. Es momento de aprovechar esas recetas sencillas, nutritivas y con ingredientes al alcance de la mano. Es la oportunidad de enseñar a nuestros hijos a probar nuevos y diversos sabores y así introducir alimentos nuevos. Hay un mundo de sabores más allá de los nuggets de pollo, las quesadillas y el cereal con leche. Y no sólo por los sabores en sí, sino por los nutrientes que una dieta variada puede ofrecer, aprovechando las vitaminas y minerales, que los alimentos nos ofrecen.

Trata de evitar comidas preparadas, ya que será difícil que identifiques todos los ingredientes que contienen. Cuando salgas a comer a restaurantes, hazle saber al mesero qué alimento no puedes comer, para que se asegure de explicarte bien cuáles platillos están libres de aquello que te hace daño. De preferencia elige platillos a la parrilla o frescos. Evita las sopas, los aderezos y los platillos con muchos ingredientes.

La dieta actual de muchos niños está llena de azúcar y colorantes, deficiente en vitaminas, minerales y proteínas, lo que no nos permite vislumbrar una población precisamente sana para este siglo. Hemos aprendido y avanzado mucho en cuanto al combate de enfermedades de diversa índole, atacar virus y bacterias con éxito, pero parece que en la parte de alimentación, hemos retrocedido, ya que hemos cambiado la comida fresca y recién preparada, por la comida congelada, frita y azucarada.

Las mujeres que están lactando deben saber que la proteína de la leche de vaca que consumen se pasa por medio de la leche materna ocasionando cólico, reflujo y rinitis en los bebés (15). Eliminando los lácteos de su dieta, notarán un cambio inmediato en los síntomas de su bebé.

2. Lee etiquetas:

Si lees con cuidado la información nutricional de los alimentos que compras, te sorprenderás al descubrir que algunos de ellos contienen ingredientes que no te esperabas. Por ejemplo, tostadas de maíz pueden contener trigo y leche. Los cereales contienen ingredientes difíciles de descifrar y muchos de ellos son conservadores, colorantes y azucares. La pregunta es: ¿qué puedo hacer para evitarlos?

Prepara tú misma tus alimentos, en especial al principio, cuando estás en la etapa de eliminación y de observación. La única manera en que podrás darte cuenta si algún alimento le hace daño a tus hijos, es conociendo los que están comiendo y la reacción que tienen después de la ingestión.

Los cereales, galletas, jugos, embutidos, congelados y dulces, son algunos de los alimentos sugiero evitar, ya que contienen demasiados químicos y una lista interminable de ingredientes difíciles de traducir, incluso difíciles de pronunciar.

Recuerdo que cuando comencé con la dieta, que incluía también eliminar el trigo, les ofrecí a los niños un cereal de caja que se anuncia como hojuelas de maíz, para que lo comieran sin leche. Estaba convencida de que lo podrían comer sin problema. No podría estar más equivocada, los niños presentaron la misma respuesta de siempre, con el escurrimiento nasal y la tos, por lo que fue evidente que el cereal también le causaba esas reacciones. Lo mismo sucedió con los cereales con hojuelas de avena.

La tos y el escurrimiento nasal, se convirtieron en los avisos claros de qué alimento toleraban y qué no. En otros casos es la diarrea, el estreñimiento o la inflamación intestinal que será el aviso de su cuerpo para decirte que algún alimento no es adecuado.

Los productos orgánicos tienen pocos ingredientes y no usan conservadores ni colorantes artificiales. Trata de comprar aquellos que no tengan más de 4 ó 5 ingredientes y además que sepas qué significan. Una forma simple de descartar productos que pueden causar problemas.

Los consumidores tenemos el poder de elegir y desechar lo que no nos guste. Muchas empresas ya se han dado cuenta de eso y ahora hay más opciones nutritivas y saludables para elegir. Puedes probar entre los cereales en su presentación natural, como avena, arroz, lentejas, garbanzos, quínoa, cebada.

3. Ignora las críticas:

Es probable que en el camino a la recuperación te encuentres con personas cercanas a ti que no te comprendan. Con toda la buena voluntad, te ofrecerán amablemente una lista de recomendaciones que sólo lograrán confundirte. Muchas veces te criticarán por los cambios que estás haciendo, tu nueva forma de comer, o se molestarán porque ahora rechazas su comida. Sencillamente no lo entienden. A mí me sigue ocurriendo todo el tiempo, después de más de 6 años todavía hay personas que cuestionan nuestro estilo de alimentación y comienza un interminable debate acerca de por qué debemos comer lácteos. Lo que no entiendo es: ¿por qué les importa? ¿Por qué les molesta tanto? ¿Por qué tengo que dar explicaciones?

Por mucho tiempo estuve dando explicaciones sobre por qué teníamos que llevar nuestra propia comida o por qué no podíamos ir a comer pizza. Eso molestaba y me agotaba. Estaba cansada de tener que justificarme. Mi esposo me insistía en que no teníamos ni siquiera que hablar del tema, sentarnos y servirnos lo necesario, sin más comentarios. Ahora así lo hacemos y hemos evitado muchas discusiones y malos ratos. Tal vez sería más fácil si sólo les respondiera "no me gusta". Pero por lo general respondo que no lo podemos comer, es suficiente para desatar la lluvia de preguntas.

He aprendido que todos debemos ser respetuosos con los demás, respetar su estilo de comer, si tienen una dieta especial o por simple gusto. Todos creemos tener siempre la razón, y lo que funciona para algunos, no funciona para otros. El respeto al derecho ajeno es la paz, dice el dicho. Así que haz caso omiso a los comentarios inoportunos y sigue tu instinto.

4. Sé consistente:

Una vez que te haz decidido a probar un nuevo estilo de comer y observas los cambios positivos, sólo es cuestión de ser persistente. Con una sola vez que comas el alimento que te hace daño, es suficiente para desatar los síntomas. Necesitarás unos días para superarlo o incluso un medicamento para disminuir el efecto. Por lo que he aprendido que no valen la pena todas las molestias por continuar comiendo algo que me hace daño. Con tu sabiduría interior tratarás de evitarlo lo más posible y evitarte así las molestias que te ocasiona.

Los niños son maravillosos, y como también son muy sabios,

no quieren sentirse mal. Bastará con recordarles lo mal que se sintieron la última vez que lo comieron, para que por su propia voluntad no lo coman. Puedes ofrecerles un sustituto que sí puedan comer y sacie el antojo.

Los dulces fueron eliminados en la dieta de mis hijos, ya que intenté identificar cuáles no les hacían daño, pero fue desgastante porque no logré identificarlo con exactitud, así que se enfermaban cuando los comían. Su pediatra y yo hablamos con ellos y los retiramos de su dieta y lo entendieron perfectamente. El día de Halloween hicimos un trato con ellos, acordamos que compraríamos la nieve o el postre más grande y sabroso que ellos pudieran comer. También pudieron disfrazarse y pedir Halloween, sólo que al regresar a casa, esos dulces se reciclaron y mis hijos disfrutaron dando dulces a sus amigos.

Estoy segura que tú también encontrarás nuevas maneras de celebrar y disfrutar las fiestas de niños, sin que eso signifique terminar en el hospital.

5. Amplía tus opciones:

Ahora es la oportunidad de probar sabores e ingredientes nuevos, incluso, de aprender a cocinar. Las posibilidades son infinitas, hay una gran variedad de alimentos: granos, proteínas de diversas fuentes que antes no hubieras probado. Pescado, garbanzo, lentejas, granada, tuna, nopalitos, carne de conejo, bacalao, salmón, calabaza, chayote, habas, sardinas, camote, aceitunas, almendras, aguas frescas de frutas, avena, arándanos y muchas otras opciones.

He visto cómo muchos niños cierran sus opciones de alimentos y tienen una dieta muy limitada, algo de pollo, pasta, pizza, cereal, leche y con suerte, algún plátano o manzana. Las mamás obedecemos y respetamos su voluntad, evitándoles así el conocer nuevos sabores. Al ofrecerles de maneras divertidas y con más determinación de nuestra parte, ellos tendrán la oportunidad de explorar sabores, texturas y sobre todo nutrientes variados.

Es importante que como mamás, responsables de su alimentación y su salud, los motivemos y encontremos la manera de que tengan una dieta más variada y enriquecida. Darles a probar de nuestros platillos, para que prueben comida que es "para adultos", les sorprenderá descubrir que disfrutan comer espárragos, la granada o los champiñones.

Puedes buscar en libros o en Internet información sobre alimentos saludables para niños, descubrirás maneras nuevas de comer y sorprenderás a tu familia con nuevos platillos. Las ensaladas y los caldos son una manera fácil de incluir diversas verduras que junto con pollo o pescado hacen una comida completa. Podrían explorar comidas de otros países como la comida japonesa, árabe, india o china ampliando así tus opciones.

6. Agua y suplementos:

Tanto adultos como niños nos hemos olvidado de tomar agua. Nos llenamos de refrescos o jugos llenos de colorantes y azúcares. He visto bebés tomando refresco en el biberón, y adolescentes tomar leche como si fuera agua. He escuchado adultos que confiesan que sólo beben café y refrescos, nunca un vaso de agua. Nuestro cuerpo está formado principalmente de agua. Podríamos vivir sin alimentos varios días, pero no más de dos días sin agua. Redescubre volver a lo básico, a lo indispensable para vivir, que es el agua. Acostumbra a tus hijos a hidratarse con agua, en lugar de bebidas hidratantes o jugos. ¿Y tú, ya descubriste el agua?

El tema de los suplementos alimenticios es un tema complejo. Lo mejor es asesorarte con tu médico sobre si debes incluir en tu dieta algún suplemento vitamínico, ya que la deficiencia de alguna vitamina puede debilitar tu sistema inmunológico. Es indispensable que las incluyas en tus alimentos diarios.

7. *Ver el vaso medio lleno:*

Cuando decides dejar de comer algo que te gusta pero que te hace daño, al inicio puede resultar difícil. Cuando comencé a revisar los alimentos que sí podíamos comer y los comparé con los que no podíamos comer, me di cuenta que estaba muy equivocada en mi percepción de sentirme limitada, podíamos comer muchos más alimentos de los que imaginaba, sólo era cuestión de cambiar el enfoque. El problema es que yo estaba acostumbrada a incluir muchos lácteos en mis comidas, por lo que al inicio me pareció que les quitaba todo, cuando en realidad, esto nos permitió ampliar nuestra dieta, variarla y enriquecerla.

Antes, el desayuno era un cereal con leche; a mediodía, una pasta con crema y pollo; y de cenar, quesadillas. Lo sustituí, ahora, por un desayuno de taquitos de pollo y aguacate; en la comida, arroz con ensalada y pollo a la plancha; y de cenar, una ensalada de atún con verduras. Nada mal, ¿verdad?. No era comer menos, sino diferente.

Así que, por qué ver el vaso medio vacío. Haz una lista de todos las alimentos que sí puedes comer y te darás cuenta de que no es restrictiva, sino una manera diferente de como venías haciéndolo. Ya con esa lista, comienza a buscar recetas que se te antojen o adáptalas sustituyendo unos ingredientes por otros.

Cuando comes fuera de casa

Lo que te propongo más que una dieta, es un estilo de vida diferente, aunque al inicio pueda resultarte complicado, en poco tiempo descubrirás que es sencillo y fácil. Lo que a veces persiste son las preguntas y los chistes al respecto, mismas que aprenderás a ignorar.

En países desarrollados como E.E.U.U., han implementado todo un programa en las escuelas sobre la alergia a alimentos en niños, ya que existen casos muy severos, en especial al cacahuate, que resultan mortales para quienes lo padecen, por lo que dependiendo del grado de alergia, se puede restringir no sólo que el niño que la padece lo ingiera, sino que tampoco sus compañeros puedan llevar alimentos con ese ingrediente para evitar al máximo el contacto.

Lo que me gusta es la difusión y educación sobre este tema, que estén informados y, sobre todo, el respeto para las personas que lo padecen. Nadie los ve raro ni les ofrecen alimentos que no pueden consumir. Esto también se ve en los equipos deportivos, campamentos y demás actividades que involucren a niños y alimentos: siempre preguntan si tiene alguna restricción alimenticia para tener los cuidados necesarios.

Como familia, tuvimos una grata experiencia de servicio unas vacaciones familiares, que me impresionó realmente y me gustaría compartirte. Fue en un viaje a un parque de diversiones en Florida. En el momento de hacer las reservaciones en los restaurantes dentro del parque, además de todos los datos personales, me preguntaban si tenía alguna restricción en nuestra dieta. Yo seleccioné que sí, dieta sin lácteos. Sinceramente no sabía que tanto ayudaría el haberlo seleccionado así, pero decidí hacer la prueba.

Al primer restaurante que visitamos, fue uno tipo buffet. Al momento de acompañarnos a la mesa, dejaron en nuestra mesa un ticket con la nota de la restricción en nuestra dieta. Muy amable el mesero nos explicó que el chef vendría a nuestra mesa. El chef con paciencia nos acompañó a recorrer el buffet y nos indicó qué platillos eran libres de lácteos, y seguros para nosotros. La mitad del buffet contenía platillos que podríamos comer. Pudimos degustar deliciosos platillos como salmón al horno, arroz, roast beef, ensaladas, arroz, papas al horno. Y todavía fueron más allá de lo que esperábamos. El chef nos envió a nuestra mesa un postre especial para nosotros, nieve con leche de soya y galletas sin lácteos ni gluten. Tuvimos que pedir más, y amablemente nos sirvieron doble porción. Esta atención se repitió en todos los restaurantes de buffet. En el caso de los restaurantes con servicio a la carta, también nos visitaba a la mesa el chef en cada restaurante y juntos revisábamos qué platillos podríamos comer o, si era necesario, nos preparaba algo especial. En una ocasión también nos sorprendieron con un brownie sin gluten ni lácteos, el mejor que he comido en años.

Además de lo delicioso que comimos, quiero resaltar la actitud y la disposición del personal que nos atendió, nos hicieron sentir comprendidos y respetados, logrando que nuestro viaje fuera muy especial.

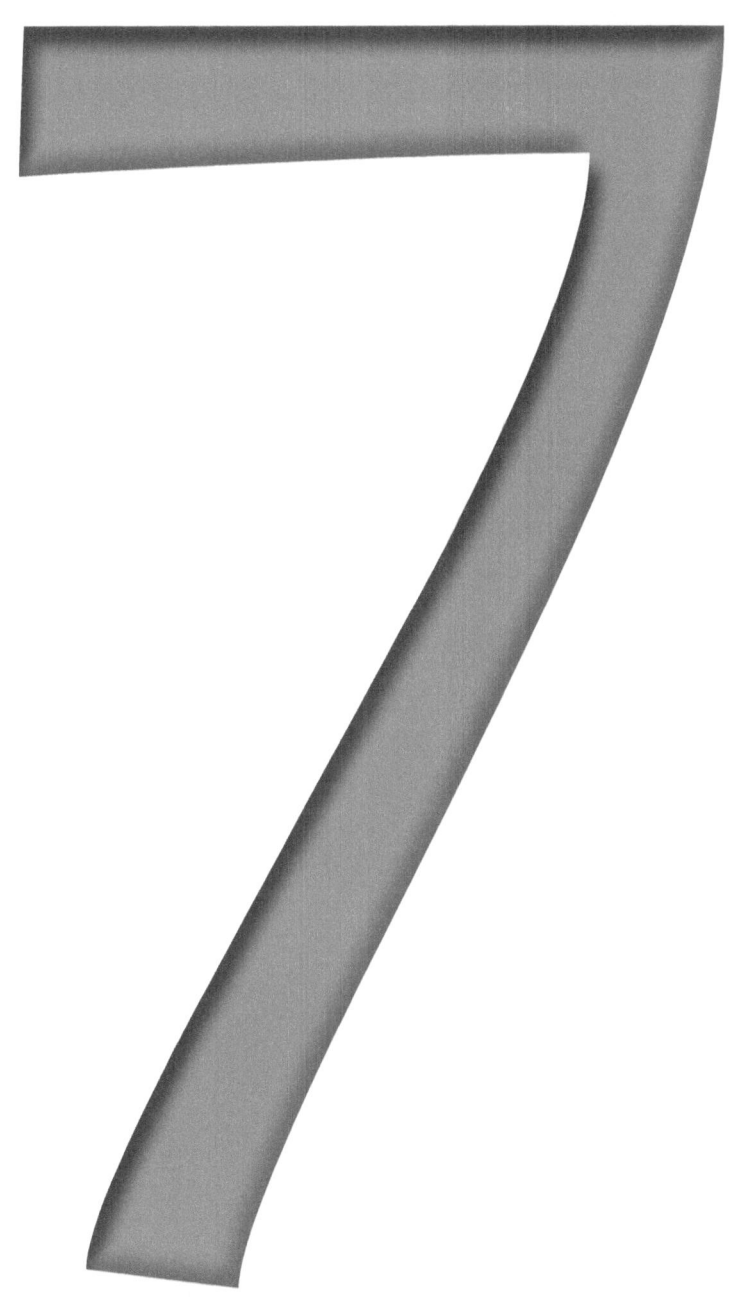

Entre Mamás

En este espacio he incluido aprendizajes de algunos padres de familia que han superado y manejo con éxito este tema y que podrán ser de gran ayuda.

Mamá de Luis:

Creo que es importante saber que tu pediatra esté familiarizado con alergias para que éstas sean detectadas a tiempo y sepa manejar la situación de la mejor manera, y que, si van a remitirlo a algún especialista, que entre ellos exista una buena comunicación.

Tengan paciencia, ya que mi segundo y tercer hijo también fueron alérgicos y ahora sé que esto es un proceso que con el tiempo van a superar; no se desesperen. Sean muy estrictos en la dieta, para que esto funcione, esto no es fácil, pero tampoco imposible.

Si alguien conozco que tuvo paciencia con las alergias de sus hijos, es la mamá de Luis, siempre ha puesto gran empeño y cuidado para ofrecerles a sus hijos lo que pudieran comer en su momento, con alimentos preparados por ella misma y según las necesidades que cada uno tenía. Ella estaba segura de que, con el tiempo y los debidos cuidados, lo superarían. Y así fue.

Mamá de Roberto:

Escuchen su intuición. Yo sabía que algo no estaba bien con mi hijo, ya que mi primera hija siempre fue una niña sana, y sabía que algo no estaba bien con Roberto, pero nadie encontra-

ba la causa. Acudan a tomar varias opiniones y tomen la mejor decisión haciendo caso a la intuición que, como padres, desarrollamos, ya que somos los que mejor conocemos a nuestros hijos.

La mamá de Roberto no se quedó sentada ni se conformó con lo que un solo médico le dijo. Cuando la conocí y compartimos experiencias, nos enriquecimos mutuamente y compartimos historias, consejos y doctores.

De ella aprendí que es muy importante hacer un expediente médico, llevar un registro de los especialistas que se han visitado, los estudios que se han realizado, con sus resultados y los medicamentos administrados.

Mamá de Daniel y Lucía:
Si su bebé comienza con diarreas inexplicables, quítenle la leche, ya que muy seguramente no está tolerando la leche de fórmula.

La experiencia de la mamá de Daniel y Lucía le ayudó a no perder tiempo en tratar a Lucía. Hay muchas posibilidades de que, si un miembro de la familia presenta alergia, algún otro miembro también la tenga.

Aunque hay muchas opciones de leche maternizada o de fórmula, ninguna puede igualar a la leche materna. Es por esto que, en los últimos años el Instituto Mexicano del Seguro Social lanzó una campaña para alentar a las madres a alimentar a sus bebes con leche materna, diseñada especialmente para alimentar a bebes humanos, contiene todos los nutrientes que el bebé necesita, es de fácil digestión, es gratuita. Existe la Liga de la Leche, que es un grupo de madres sin fines de lucro que enseñan y dan apoyo a las madres en etapa de lactancia.

Mamá de Pablo:
No pierdan el tiempo, actúen lo más rápido posible. Seguir la dieta correspondiente al pie de la letra es difícil, pero no imposible. Ahora hay en el supermercado, muchos alimentos especiales libres de leche, gluten, nueces, etcétera.

La mamá de Pablo es muy cuidadosa en la alimentación de sus hijos; procura los alimentos que no contienen conservadores ni colorantes. Siempre está en busca de más opciones sabrosas y atractivas para sus niños. Confirmó la importancia de ser estrictos con el seguimiento de la dieta, como contribuyó a mejorar la salud de Pablo.

Mamá de Jorge:
Deben estar convencidas del diagnóstico y de seguir la dieta adecuada. Es muy importante que la familia se solidarice y evitar consumir los alimentos que están fuera de la dieta. Hay que llevarla estrictamente para que se vea la mejoría. No son los únicos con este problema; infórmense del tema y no tengan lástima de quitarles algunos alimentos a sus hijos. Es por su bien y luego lo entenderán.

La mamá de Jorge es doctora, y comprendió que la solidaridad de toda la familia era de gran ayuda para Jorge. Sin este tipo de apoyo se hace muy difícil el camino a la recuperación.

Mamá de Paola:

Si un niño se enferma frecuentemente y por tiempo pro-longado, recomiendo que acuda con un especialista en alergias.

Creer que nuestros niños estén enfermos todo el tiempo es normal, sólo por su corta edad y por asistir a la escuela, donde hay riesgo de contagio, es para mí una premisa equivocada. Hay que revisar frecuencia y duración de enfermedades para sospechar de algún problema.

Mamá de Diego y Andrea:

Como ingeniera en alimentos he podido darme cuenta de que es difícil prescindir de la leche y sus derivados, pero ahora sé que no todos los toleramos de la misma manera. Ahora yo misma evito estos alimentos y a los alimentos procesados.

Aunque todos creemos que comemos balanceado y salu-dable, no todos digerimos ni asimilamos los alimentos de la misma manera, por lo que debemos escuchar a nuestro cuer-po, que por medio de diversos mecanismos, nos alerta cuando algo no está bien. Escuchémoslo.

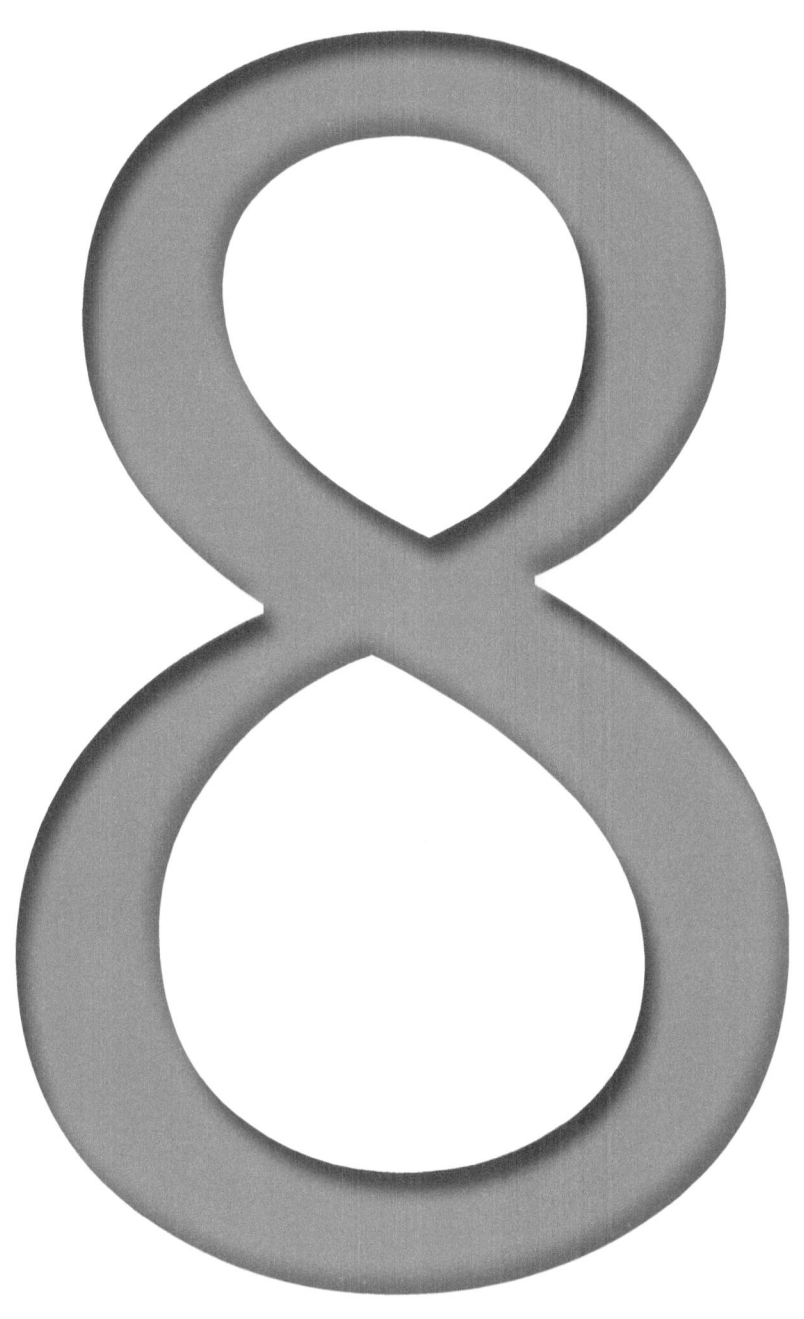

No estás sola

Muchas veces me he preguntado por qué tardamos tanto en saber lo que les pasaba a mis hijos. ¿Por qué tuve que consultar con tantos médicos antes de saber que las alergias a alimentos eran capaces de trastornar tanto al cuerpo que, con el paso de los años, generan enfermedades crónicas que son más difíciles de tratar y de curar? Quiero pensar que es por desconocimiento y por lo complejo del diagnóstico, ya que al existir tan diversos síntomas, mucho depende de la observación de los padres y de la disciplina y determinación para seguir una dieta especial.

A las personas que se acercan conmigo y me platican que tienen alergia, que durante todo el año toman antihistamínicos, o que tienen niños con asma, o con flujo nasal constante, los invito a llevar una dieta libre de leche. Me voltean a ver con cara de incredulidad y de inmediato me contestan que no pueden: que jamás podrían quitarse la leche y, en el caso de los niños, tampoco se podría porque su dieta es a base de leche y trigo, además "los niños deben tomar leche". Les comento que existe una gran variedad de alimentos mucho más nutritivos y que aportan todos los nutrientes que nuestro cuerpo necesita. Existen otros alimentos que proporcionan la proteína o el calcio, cuando hablamos de la leche, y en el caso de otros alimentos que se deban excluir de la dieta, habrá otros capaces de aportar los nutrientes necesarios. Por eso es importante que un especialista supervise que la alimentación esté correctamente balanceada.

¿Por qué si este tema está muy bien documentado en los libros de medicina, hay tantas personas que no están diagnosticadas? O peor aún, ¿por qué hay tantas personas mal diagnosticadas?

Los médicos también tienen un reto: volver a ver a sus pacientes como un ser integral, y no como un órgano enfermo o un síntoma aislado. A nosotros, nos toca hacernos responsables de nuestra salud, de seguir los tratamientos correctamente, y buscar segundo y tercer diagnóstico si no estamos conformes con el que recibimos. Como padres, conocemos a nuestros hijos, y nuestra intuición de padres nos debe guiar para saber que estemos haciendo lo correcto.

¿Por qué no somos capaces de seguir un tratamiento o una dieta de manera estricta? ¿Por qué nos da pena preguntar? ¿Por qué nos conformamos con una respuesta que nos deja inquietos o insatisfechos?

Por mucho tiempo me sentí sola e incomprendida mientras cuidaba a mis niños enfermos. El estrés, los desvelos y la culpa comenzaron a afectar mi carácter. Estaba enojada, frustrada y malhumorada todo el tiempo. Hoy te quiero decir que no estás sola. Has leído en capitulo anterior testimonios de otras mamás que han pasado por la misma situación. Ahora te comparto otras historias de personas que me compartieron sus experiencias después de que salió la primera edición del libro en 2010.

Arturo es el hijo de mi amiga Verónica. Él comenzó a manifestar problemas estomacales en ocasiones, quejándose principalmente de dolor, sin fiebre, ni temperatura. El dolor era más intenso unos días que otros, por lo que ella estaba desconcertaba y al médico no le permitía llegar a un diagnóstico concluyente.

Estuvo visitando varios médicos, entre ellos un gastroenterólogo pediatra y un alergólogo, quienes no le pudieron dar ninguna respuesta. Los dolores seguían apareciendo y desapareciendo cada vez más intensos y decidieron hacerle una endoscopia, la cual resultó normal.

Verónica leyó el libro, como ella misma lo confiesa, por compromiso. Dejé de verla unos meses y cuando nos volvimos a ver me contó que ya sabía lo que le pasaba a Arturo. Me alegré mucho con ella y le pregunté cuál era el diagnóstico. "Es alérgico al trigo" y ¿cómo lo supo? Así me lo contó con sus propias palabras.

"Durante casi 5 años, estuve de un lado a otro tratando de hallar una respuesta de por qué mis gemelos siempre estaban enfermos, ya sea de gripa o de la garganta. Y no fue hasta que platiqué contigo, que me di cuenta de la razón que tenías al decirme que no descartara la posibilidad de que pudieran tener alergia a algunos alimentos. Gracias a 'ese' comentario comencé a hacerles pruebas de alergia en alimentos y ambiente.

El resultado de esos exámenes no arrojó datos tan negativos en cuanto a los alimentos. Sin embargo, uno de mis hijos ya tenía cerca de 9 meses de estarse quejando de un dolor en el estómago que en un principio me lo trataron como si tuviera gastritis y después se descartó al hacerse una endoscopia, 3 biopsias (esófago, estómago e intestino delgado) y un gama grama gástrico.

Fue entonces que decidí hacerte caso y ponerme a controlar el plan alimenticio de los dos. Aun y cuando los resultados de los análisis no salieron positivos a los lácteos ni al trigo (solamente un poco al melón, al tabaco y al árbol del fresno) me llegaste a comentar que muchas veces el proceso químico con el que están hechos algunos alimentos son los que ocasionan los malestares de las personas. Y me recomendaste que comenzara una dieta a 'prueba y error' con algunos alimentos.

Fueron muchas semanas las que estuve 'quitando y poniendo' alimentos que creía probables les hicieran daño. Comencé con los mas 'típicos', hasta llegar a los menos probables. Y después de tanto batallar, supe que el problema de mis hijos es el pan (aunque la prueba de alergias haya salido-negativa).

Después de esto fui con un alergólogo, el cual me confirmó lo que muchas veces me dijiste. En efecto, mis hijos no toleran el proceso químico al trigo, por lo tanto desde ese momento lo retiré de su dieta.

Por fortuna esos malestares ya se terminaron, y después de tantos años de estarles dando antibióticos, que muchas veces creo que no eran necesarios, pude encontrar una respuesta a tantos días de preguntas que en ocasiones se convertían en frustración. Muchas gracias.

Historias como las de mi amiga Verónica comenzaron a suceder en muchas personas, tantas y tan inesperadas que no deja de sorprenderme. Eso me confirma la idea de que todos somos diferentes y que los efectos a alimentos que nos hacen daño pueden ser diferentes también. Otras veces me preguntan, pero ¿cómo es que antes no te hacía daño y ahora sí? Y mi respuesta es que eran tantos los síntomas y tan variados (respiratorios, estomacales, vaginales) que nunca los relacioné con el mismo origen y mucho menos con algún alimento.

El caso de Francisco me sigue sorprendiendo, me alegra y me confunde a la vez. Es una persona muy cercana a mí, y muy querida. Médico de profesión y por vocación. Toda su vida padeció de alergias y en su niñez recibió por años tratamiento con vacunas para tratarlas.

Ya siendo adulto, persistía la congestión y flujo nasal, que muchas veces llegaba a ser tan severa que le provocaba vomito. También padecía un fuerte reflujo gástrico, el cual había tratado de confirmar por medio de estudios, pero los resultados siempre eran negativos. Todo parecía indicar que no tenía reflujo, pero tenía todos los síntomas. Eso lo confundía todavía más. Eliminó de su dieta algunas cosas como el picante y alimentos muy condimentados sin notar mejoría. Tomaba diversos medicamentos para sentir un poco de alivio sin mucho éxito. Todos estos síntomas provocaban que por las noches roncara muy fuerte, y no podía hacer nada para evitarlo.

Cuando recibió una copia del libro, muy serio lo recibió sin decir más. Creo que pensó en lo extraño que resultaba que yo hablara sobre un tema de salud, aun así, lo leyó. Un mes después, nos encontramos y me comentó que tenía algo importante que decirme. Nunca hubiera imaginado lo que iba a escuchar a continuación. Me confió que había eliminado los lácteos y el trigo de su dieta y que se sentía como nuevo, sus síntomas habían desaparecido. Me dijo que ya no roncaba. Nada en absoluto, cosa que me confirmó más tarde su esposa. El reflujo, así como la rinitis habían desaparecido, después de 50 años. Después de varios días de haber eliminado esos alimentos, confirmó que sólo era el trigo el problema. Yo no daba crédito, me emocioné muchísimo, sobre todo al saber lo que él había descubierto, constatar por si mismo que un alimento le estuviera ocasionando tantos malestares, por tantos años. Como médico, él podría ayudar a más personas en la misma situación. Y así lo ha hecho desde entonces.

Hace unos meses me compartió que, platicando con otros colegas, entre ellos gastroenterólogos, les preguntó que cómo era posible que ellos no supieran más sobre la alergia e intolerancia a alimentos, y todos los trastornos que pueden ocasionar. Nadie le contestó nada, no supieron responderle. Esto sólo me confirma la falta de información que hay en todos los niveles, tanto en la sociedad en general, como por parte de los especialistas en salud.

Recuerdo uno de los correos electrónicos que recibí en abril de 2010, después de que se publicó en un periódico local un reportaje sobre padres de familia que investigaron y se involucraron en las enfermedades de sus hijos, como los habían ayudado y lo habían compartido con otras familias. Esta mamá me escribió lo siguiente:

¡Leí el artículo que salió el día de ayer domingo y la verdad me cayó del cielo!

Lo leí la madrugada de hoy, lunes a las 12:30 a.m., porque no podía dormir debido a que tengo un hijo de 4 años que no para de toser, todo el día está tosiendo y precisamente en ese momento fue que agarré el periódico, por que de escuchar que está tose y tose no me puedo dormir. Y me puse a leer el articulo ahorita que son las 4:20 a.m. Me metí a tu página para checar la información de tu libro, que mañana, por cierto, ¡a primera hora pienso comprar!

A mi hijo lo diagnosticaron reflujo a los 40 días de nacido y lo operaron. Al año y medio, le dio 2 veces bronquiolitis, y de ahí en adelante ha sido un consultar y consultar con doctores hasta que por fin di con una alergóloga, que me lo está tratando; pero aun así no he visto los resultados que quisiera ver. Mi hijo salió alérgico a la papa y al tomate, de alimentos; y al polvo, ácaros y a ciertos árboles. Me urge saber más, porque la salud de mi hijo ya es algo que me está afectando emocionalmente y hasta me está quitando el sueño nada más de escucharlo toser ¡y no saber qué hacer!

Lloré al leer su correo, porque yo estuve en una situación semejante y comprendo la frustración y la impotencia de no ver que mejore tu hijo a pesar de todos tus esfuerzos y los de los médicos. Con días que transcurren entre visitas médicas, medicamentos, llantos, mocos, fiebre, vómito, estudios de laboratorio, insomnio, para que en pocos días el ciclo vuelva a empezar, con cuerpos débiles, ojeras, padres exhaustos, faltas en la escuela, días de encierro, llamadas a medianoche al doctor, visitas a urgencias. Simplemente te preguntas, ¿cuándo acabará?

Sé que no somos las únicas. Todavía hay muchas mas familias que no encuentran la salida de estos síntomas constantes. Muchos crecemos así, nos acostumbramos a padecerlos, pero he comprobado que los cambios que te propongo pueden significar una mejoría dramática en la calidad de vida de todos los involucrados, especialmente los niños que lo padecen, ya que se ve afectado y comprometido su crecimiento, su desempeño escolar, incluso su conducta. No cabe duda que un niño enfermo, que se siente mal la mayor parte del tiempo, no duerme y toma muchos medicamentos, podría estar irritable, disperso, soñoliento, malhumorado y desconcentrado, ¿no crees?

Si el doctor que actualmente visitas, aún no ha podido ayudarte, tal vez es tiempo de buscar en otra parte, de tratar nuevas ideas, de encontrar un médico que conozca más del tema.

Yo lo intenté, no tenía nada que perder. No le pregunté al pediatra que visitaba en aquel momento, porque ya me había expresado su idea de que el problema de mis hijos no eran las alergias. Él sólo trataba el síntoma del momento y yo necesitaba una solución integral, llegar al fondo del asunto.

Ábrete a una idea nueva, date y dales a tus hijos la oportunidad de tratar algo distinto, diferente de medicinas, antibióticos, nebulizaciones y espray nasales. Lee, documéntate, pregunta. Yo sé que no eres médico, pero eres la madre de tus hijos y nadie los conoce mejor. Eres la única que puede decir que algo no está bien, que no es normal la frecuencia de sus enfermedades. No te des por vencida, hay que perseverar.

A pesar de que existe mucha literatura médica y muchas investigaciones, las experiencias de muchas familias en el tema de alergias es un camino difícil, largo y complejo. Me queda claro que al final, somos nosotros los responsables de nuestra salud. ¿De qué te alimentas? ¿De qué estás lleno? ¿Es ignorancia o desidia? Es tu cuerpo, es tu salud, es tu decisión. Tienes la oportunidad de liberarte de medicamentos y estudios innecesarios, tienes la oportunidad de tener una vida saludable.

Aprender a escuchar lo que nuestro cuerpo nos dice por medio de diversos síntomas, nos ayudará a cuidarlo mejor y darle lo que necesita. Tu sabiduría e intuición estarán ahí para ayudarte. Una vida sana, merece todo el esfuerzo necesario; ver a tus hijos sanos no tiene precio, cualquier camino que sea necesario recorrer para mejorar su salud, es nuestra responsabilidad, merece el esfuerzo. La sonrisa en sus caras te lo dirá todo.

ANEXOS

Anexo A

Accession Number: **A06012500096**
Reference Number:
Patient: Alejandra Gutierrez
Age: 4   Sex: F
Date of Birth: 11/30/2001
Date Collected: 1/24/06
Date Received: 1/25/06
Report Date: 1/27/06

Telephone: 9253773000
Fax: 9256317948
Requested:
Comment:

0075 IgG1 & 4 Food Antibodies (90 Antigens) — Testing Performed by Metametrix, Inc. , 4855 Peachtree Ind Blvd, Norcross, GA 30092 — Methodology: ELISA

Dairy/Meat/Poultry	Results	Class		Results	Class
Beef	< 25		Pinto Bean	< 25
Casein	< 25		Soybean	< 25
Chicken	< 25		Bean, String	< 25
Egg, White	1,195	Severe	+5	**Miscellaneous**	
Egg, Yolk	1,098	Severe	+5	Aspergillus	< 25
Lamb	< 25		Black Pepper	< 25
Milk	52		Chocolate	51
Pork	< 25		Cinnamon	< 25
Turkey	< 25		Coffee	< 25
Fish/Shellfish			Ginger	< 25
Clam	< 25		Malt	< 25
Codfish	< 25		Tea	< 25
Crab	< 25		Vanilla	35
Flounder	< 25		Yeast, Baker's	30
Halibut	< 25		Yeast, Brewer's	30
Lobster	< 25		**Nuts/Seeds**	
Mackerel	< 25		Almond	36
Oyster	< 25		Cashew	< 25
Trout	< 25		Coconut	< 25
Salmon	< 25		Pecan	< 25
Shrimp	< 25		Pistachio	< 25
Tuna	< 25		Sesame	NA
Fruits			Sunflower	54
Apple	< 25		Walnut	< 25
Banana	46	Moderate	+2	**Vegetables**	
Blueberry	< 25		Avocado	< 25
Cantaloupe	< 25		Broccoli	< 25
Cranberry	< 25		Cabbage	< 25
Apricot	< 25		Carrot	< 25
Grape	< 25		Cauliflower	< 25
Grapefruit	< 25		Cucumber	< 25
Honeydew	< 25		Asparagus	< 25
Lemon	< 25		Garlic	< 25
Orange	< 25		Lettuce	< 25
Peach	< 25		Mushroom	< 25
Pear	< 25		Mustard Greens	47
Pineapple	< 25		Olive	< 25
Strawberry	< 25		Onion	< 25
Watermelon	< 25		Pepper, Green	< 25
Grains			Spinach	< 25
Barley	< 25		Sweet Potato	< 25
Corn	< 25		Potato	< 25
Oat	< 25		Tomato	< 25
Rice	< 25		Zucchini	< 25
Rye	< 25			
Wheat	< 25			
Legumes				
Pea, Green	< 25			
Lentil	< 25			
Lima Bean	< 25			
Navy Bean	< 25			
Peanut	< 25			

Class Definitions:	Class	Results
	Negative	0-25
	Mild (+1)	26-150
	Moderate (+2,3)(+4)	151-500/600
	Severe (+5)	601 or more

These test results are not for the diagnosis of disease. They are intended to provide nutritional guidelines to qualified healthcare professionals with full knowledge of patient history and concerns to assist in their design of an appropriate healthcare program.

Georgia Lab Lic. Code #067-007
CLIA ID# 11D0255340

New York Clinical Lab PFI #6078
Florida Clinical Lab Lic #800006114

Laboratory Director: Alexander Bralley, PhD
Robert M. David, PhD

Anexo B

PRUEBAS CUTANEAS

NOMBRE Gutierrez Gonzalez Alejandro EDAD 3 FECHA 4-Abril-05 P.C.D ✓ P.K _____

TESTIGO _____ DERMOGRAFISMO _____

POLENES	INHALANTES	CONT.	CONT.
1 - AMBROSIA	1 - EP. GATO	8 - PENICILLIUM	16 - CAMARON
2 - ARTEMISIA	2 - EP. PERRO	9 - FUSARIUM	17 - CAFE ++
3 - FRANSERIA	3 - EP. CONEJO	10 - FHOMA	18 - COCOA
4 - XANTHIUM	4 - EP. RES	11 - HELMINTOSPORIUM	19 - LEVADURA
5 - CAPRIOLA	5 - PLUMAS DE POLLO	12 - ENTREPTOMICES	FRUTAS
6 - HOLCUS	6 - ALGODON	13 - VAC. BACTERIANA	1 - AGUACATE
7 - LOLIUM	7 - LANA	ALIMENTOS	2 - CACAHUATE
8 - BROMUS	8 - SEDA	1 - ARROZ	3 - FRESA
9 - AMARANTHUS	9 - TABACO	2 - CEBADA	4 - LIMON
10 - ATRIPLEX	10 - SEMILLA ALGODON	3 - MAIZ	5 - NARANJA
11 - CHENOPODIUM	11 - POLVO DE CASA ++	4 - TRIGO	6 - PIÑA
12 - SALSOLA	12 - ACAROS	5 - Q. DE CERDO	7 - PLATANO
13 - HELIANTHUS	HONGOS	6 - CHILE	8 - MANGO
14 - PLANTAGO	1 - ALTERNARIA	7 - FRIJOL	VERDURAS
15 - SABINA	2 - HORMODENDRUM	8 - HUEVO CLARA	1 - CEBOLLA
16 - FRAXINUS	3 - RHIZOPUS	9 - HUEVO YEMA	2 - LECHUGA
17 - POPULUS ++	4 - MUCOR	10 - LECHE DE VACA	3 - PAPA
18 - MEZQUITE	5 - TRINCHODERMA	11 - QUESO	4 - PEPINO
19 - NOGAL	6 - MONILIA A.	12 - SARDINA	5 - TOMATE
20 - ENCINO	7 - ASPERGILLUS	13 - OSTION	6 - ZANAHORIA
21 - SAUCE		14 - SOYA	7 - OTROS
22 - TRUENO		15 - HISTAMINA ++++	
23 - MAIZ			

Anexo C

AGS (+)	No. FCO.	CONC.	FECHA
	5cc	Vacuna Bacteriana	
	(1er Ciclo)	04. Abr. 05	
	(2do. Ciclo)	03. Jun. 05	
	(3er Ciclo)	29. Jul. 05	

TOS	PRURITO	PAPULAS
DISNEA	RINORREA	ERITEMA
SIBILANCIAS	ESTORNUDOS	PRURITO
EXPECTORACION	CONJUNTIVITIS	EDEMA
		LABIO
		PARPADO

CITAS BIBLIOGRÁFICAS

1. Alergia E Inmunológica. Temas de Pediatría. Asociación Mexicana de Pediatría, A.C. 1997.

2. L. Kathleen Mahan, Sylvia Escott-Stump,Nutrición y Dietoterapia de Krause, Novena Edición

3. A. Malet Casajuana, Manual de Alergia Alimentaria para atención primaria, Masson, S.A. 1995

4. Konrad Kail and Bobbi Lawrence Allergy Free. An alternative medicine defitive guide., AlternativeMedice.com Books, 2000

5. Ranjit Kumar Chandra, Food Intolerance, 1984.

6. The food allergy and anaphylaxis network, www.foodallergy.org

7. Dra. Julio I. Mendez de Inocencio, Alergia, enfermedad multisistemica, Editorial Medica Panamericana, 2008

8. Maurice E. Shils, Modern Nutrition in health an disease, Lippincott Williams & Wilkins, 2006

9. Dra. Olga Cuevas Fernández, El equilibrio a través de la alimentación, Soles SL León , 1999.

10. Dr. Robert Cohen, Milk , the deadly poison, Argus Publishing, 1997

11. Jane A. Plant, Ph.D., Your life in your hands, Thomas Dunne Books, 2001

12. Frank A. Oski, M.D., Don't drink your milk,Teach services, 1992

13. P.S. Papageorgiou, Clinical aspects of food allergy, Biohemical Society, 2002

14. Dra. Olga Cuevas Fernadez, El equilibrio a través de la alimentación, Sorles SL León, 1999.

15. Ross G. Crittenden Ph. D., Cow's milk allergy: A complex disorder, Journal of the American College of Nutrition, Vol. 24 No. 6, 582S-591S (202005) Publicado por American College of Nutrition.

16. Alergia a alimentos. Guia para su diagnóstico y tratamiento. Colegio Mexicano de Alergia, Asma e Inmunologia Pediatrica (COMAAIPE) www.compedia.org.mx

17. Gerardo López Pérez,"Prevalencia de las enfermedades alergicas en la ciudad de México", Revista Alergia México volumen 56 Num 3 Mayo-Junio 2009

18. Carlos E. Baena Cagnani, "Actualización de rinitis alergica y su impacto en el asma. La perspectiva latinoamericana.", Revista México Volumen 56 Num. 2 Mar-Abr 2009.

19. Cuestionario del testimonio de mamá de "Luis".

20. Cuestionario del testimonio de mamá de "Roberto".

21. Cuestionario del testimonio de mamá de "Daniel y Lucia".

22. Cuestionario del testimonio de mamá de "Pablo".

23. Cuestionario del testimonio de mamá de "Jorge".

24. Cuestionario del testimonio de mamá de "Paola".

25. Cuestionario del testimonio de mamá de "Diego y Andrea".

26. Carlos M. Arroyave Hernandez, "Food allergy mediated by IgG associated with migraine in adults", Revista Alergia México volumen 54, Num. 5 sept-oct 2007.

Sitios de interés:

Not Milk:
www.notmilk.com

The Food Allergy & Anaphylaxis Network:
www.foodallergy.org

American Academy of Allergy Asthma & Immunology:
www.aaaai.org

SLaai:
www.slaai.org

Colegio Mexicano de Pediatras Especialistas en Inmunología Clínica y Alergia:
www.compedia.org.mx

Alergia Alimentaria.org:
www.alergialimentaria.org

Jane Plant:
www.janeplant.com

Sobre el autor

María Alejandra González es egresada del Tecnológico de Monterrey, con diplomados en ciencias del matrimonio y familia, así como en desarrollo humano. Es esposa y madre de 3 hijos.

www.alegonzalez.mx

ale@alegonzalez.mx

twitter: @siempreenfermo

www.facebook.com/siempreenfermo

www.ingramcontent.com/pod-product-compliance
Lightning Source LLC
Chambersburg PA
CBHW030349290526
45785CB00004B/1670